長田 裕

無血刺絡手技書
痛圧刺激によるデルマトームと経絡の統合治療

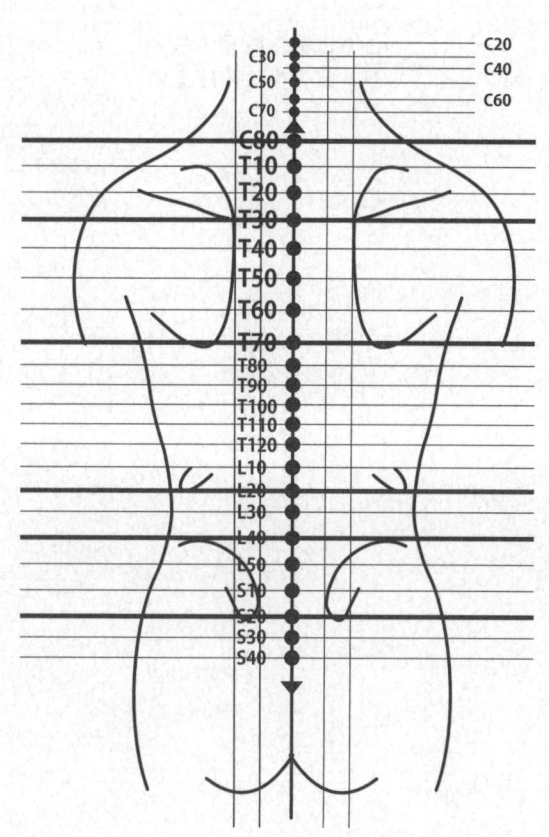

三和書籍

この書を、敬愛する
八瀬善郎先生に捧げます

増刷に寄せて

　平成21年(2009)6月に上梓した「無血刺絡手技書」が6年過ぎて増刷の運びとなりました。この治療法の実績についてですが、平成16年（2004）に無血刺絡を創始して以来、筆者は治療回数が10万回を超えました。新規症例数でいうと5300名となります。

　しかし、1年遅れて無血刺絡を開始してくれた芝山鍼灸整骨院（吹田市）の芝山豊和先生は10年間で新規症例数2万5000名と、筆者の約5倍の治療実績を積んでくれました。

　また無血刺絡療法普及会講習会（東京14回／参加者150名以上、新潟・仙台各4回／参加者合計80名以上）を通じて多くの治療家が無血刺絡の門を叩いてくださり、このように徐々にではありますが賛同者が増えています。

　これらに加えて増刷版『無血刺絡手技書』が刊行されたということは、無血刺絡療法の広がりをますます感じるところとなり、筆者としてはその責任を痛感する次第です。

　さて本書の変更点を列記します。

①首パート（N‐P）と肩パート（S‐P）にあった治療点を一部入れ替えました。肩パートとして記載のあったC5からC7デルマトームを首パートに移行しました。

　したがって、首パートは従来のC3、C4デルマトームの記載からC3からC7まで広がったことになります。しかしながら、この両パートは不可分な治療パートとして述べていましたから、移行に際する不都合は発生しません。

②首パートは頚椎に関わる治療パートです。鍼灸経絡でいうところの督脈・膀胱経の頚椎部分に相当します。しかしここには経穴名が存在しません。その存在しない治療点を補うためにゼロポイントという名称の新しい治療点名が必要になりました。

　デルマトームでいえばC3からC7までに相当します。この新首パートは無血刺絡療法デルマトーム理論の象徴的な治療点といえましょう。ライン1＆2というライン名称という新しい呼称の治療点も同様です。

③第Ⅸ章は第1から第5項までありましたが第6項目として顔面神経パートという顔面神経走行を痛圧刺激する治療パートを追記しました。

　これは片側顔面痙攣や顔面神経麻痺に対する治療パートです。自己痛圧刺激（『自分でできるチクチク療法』に出てくる自己チク療法に同じ）を患者さん自身に行ってもらい、治療期間の短縮を図るために考え出したものです。したがって、治療家は正しい顔面神経走行を習熟し、患者さんに伝えていただきたいと思っています。

　以上が大きな変更点でした。

　本書が、皆様の診療のお役に立ち、病める患者さんへの健康快復につながりますことを切に願っております。

2015年11月

長田　裕

はじめに

　無血刺絡を創案して5年が経過しようとしている。その間、多くの読者に前著『無血刺絡の臨床』（三和書籍）を読んでいただいた。主として鍼灸師の方々を中心に自律神経免疫治療に興味のある医師、歯科医師のなかにも支持をしていただける方々がいたのは幸いであると思っている。またデルマトーム理論を勉強し、応用してその治療の幅を広げようという代替医療家もあると聞く。

　私は当初の4年間というもの、医師として投薬・貼付薬などの処方や注射、神経ブロックといった従来の治療は全く行わなかった。また、医師が取り扱うレントゲン、CT、MRIなどの検査もほとんど行っていない。医学検査といえば理学的診断や自律神経免疫治療の効果を確認するための血液検査ぐらいであった。すなわち、ほとんど無血刺絡のみで診療を行ってきたといえる。

　こうして、デルマトーム理論を基に毎日の臨床経験を積み上げ、その所見をまとめて『無血刺絡の臨床』を出版した。それから3年が経過しさらに臨床経験を重ね、若干の新知見をまとめて『無血刺絡療法』（河出書房新社）も著わすことができた。同時に、念願のデルマトーム人形も作製できた。

　この間「督脈」の応用は新たな発見で、経絡経穴とデルマトームとの相関関係に新たな驚きを覚えた。例えば、膀胱経と背部デルマトーム、C5（デルマトーム）－肺経、C6－大腸経、C7－三焦経、C8－小腸経、T1－心経・心包経などとの類似性であり、肩井とC5などとの関係は文中で述べた。これらにより無血刺絡手技の選択の幅が広がったように思われる。したがって、無血刺絡は創案した当初より、実技の内容を改良することができた。本書ではその手技の解説と実技の内容をさらに詳しく著した。

　ところで、読者の関心も高い施術中の危険性について述べたい。昔、私自身、鍼治療を受けて人工気胸を患ったことがある。ところが無血刺絡施術4万数千回の経験では、こういったトラブルは幸い皆無で安全な手技であるといえよう。

　他方、施術後の反応という点においては、鍼と同様、所謂リバウンド（好転反応）にさえ注意を払っていれば安全で確実に治療を行うことができる。それでも問診をしっかり聞き、細心の注意で施術し、施術後の反応や経過を慎重に観察することが大切である。

　本施術は医療コストがかからないし、無血刺絡の道具さえあればどこでもできる。先ごろの四川省の地震などに際しては病院にかかるまでに施術して役立てる症例も多かったのではないかと愚考している。

　この手技書はあくまで私が行う手技であって、もし、私以上に効果を上げる方法が見つか

れば読者諸兄が独自に無血刺絡を改良発展させていただければ有り難い。

　最後に『無血刺絡の臨床』に続いて、さらに今回の手技書の発刊に際しても当初よりご理解を示していただいた三和書籍の高橋考社長に心よりお礼を申し上げます。また無血刺絡治療を今ある姿に発展させていただいたのは関西医療大学名誉学長・和歌山県立医科大学名誉教授の八瀬善郎先生の温かいご指導、ご教授のお蔭である。また先生にはお忙しい中ご高閲も賜った。ここに先生に深甚なる謝意を表する次第であります。

2009年4月

長田　裕

無血刺絡手技書　目次

増刷に寄せて i
はじめに ii

I　デルマトームの解説

1　デルマトーム人形 3
2　頭部のデルマトーム 4
3　C4 は首の下部と鎖骨上を一周する 5
4　C5 は複雑な経路を辿る 6
5　C5 デルマトームを理解しやすくするために 7
6　C6・C7・C8 と T1 のデルマトームの違い 8
7　T1 デルマトームはこうして理解する 9
8　L4 デルマトーム 10
9　L5 デルマトームを中心に L4、S1、S2 デルマトームとの関係 11
10　S2 以下のデルマトームの概略図 12

II　無血刺絡療法における用語の解説

1　8 分割 DSP（髄節パート）内の部位別各パート名称 15
2　三叉神経核性支配内各パート名称 16
3　無血刺絡局所髄節刺激療法分類 16
4　無血刺絡末梢神経刺激療法：上肢帯 16
5　無血刺絡末梢神経刺激療法：下肢帯 17

6	棘間パート（ISP）とゼロポイントの解説	18
7	8分割DSP・棘間パート（ISP）・ゼロポイントとの対比表	19
8	なぜゼロポイントなのか？……「頸部神経根症」の治療から導き出された有効性	20
9	ゼロポイント完成図解と平面図デルマトームライン	21
10	脊髄神経後枝内側枝とゼロポイントの相関図	22
11	「ライン名称」と呼ぶ新治療点の命名	23
12	「ライン名称」の全治療点図解（赤丸印）	25
13	脊髄神経後枝とデルマトームとの相関	26

Ⅲ　8分割DSP内各パート手技と解説

1	手技の道具と一般的施術の実際	31
2	百会パート（H−P）手技	32
	百会パート（H−P）の経穴と新治療点名対比表	33
	百会パート（H−P）の新治療点	34
3	脳パート（B−P）手技	35
	脳パート（B−P）の経穴と新治療点名対比表	36
	脳パート（B−P）の経穴と新治療点名対比図その1	37
	脳パート（B−P）の経穴と新治療点名対比図その2	38
4	刺激ポイント量の最適回数について	39
5	首パート（N−P）手技	41
	首パート（N−P）の督脈経穴とゼロポイント治療点名対比表	41
6	肩パート（S−P）手技	43
	肩パート（S−P）の経穴と新治療点名対比表	44
7	背パート（T−P）手技	45
	背パート（T−P）の経穴と新治療点名対比表	46
8	肝胃パート（HG−P）手技	47
	肝胃パート（HG−P）の経穴と新治療点名対比表	48
9	腰パート（L−P）手技	49
	腰パート（L−P）の経穴と新治療点名対比表	50
10	仙骨パート（Sc−P）手技	51
	仙骨パート（Sc−P）の経穴と新治療点名対比表	52

Ⅳ　ゼロポイント作成とラインの引き方の実際

1　N・Sパートのゼロポイント設定　C2－T2 ……………………… 55
2　Tパートのゼロポイント設定　T3－T7 ……………………………… 60
3　HGパートのゼロポイント設定　T8－L2 …………………………… 62
4　Lパートのゼロポイント設定　L2－L4 ……………………………… 66
5　Scパートのゼロポイント設定　L5－S4 ……………………………… 67
6　ライン2の設定（≒膀胱経第2行線） ………………………………… 70
7　ライン1の設定（≒膀胱経第1行線） ………………………………… 71
8　ゼロポイント完成図解（再掲） ……………………………………… 72
9　ライン名称全治療点図解（再掲） …………………………………… 73

Ⅴ　三叉神経核性支配部内各パート手技と解説

1　三叉神経核性分布とデルマトームC2との相関図 …………………… 77
2　脳幹部三叉神経核と顔面部三叉神経核性分布との関係詳細
　　……顔面デルマトーム（Tr1/2/3/4/5）と呼ぶ ……………………… 77
3　眼パート＝Eye－P（Eye part）鼻パート＝No－P（Nose part）
　　口腔パート＝O－P（Oral part）全ての治療点名称 ………………… 78
4　①眼パートの治療点と概説 …………………………………………… 79
　　②眼パート＝Eye－P（Eye part）の手技の実際 …………………… 80
5　鼻パート＝No－P（Nose part）口腔パート＝O－P（Oral part）の治療点と概説 …… 81
　　鼻パート＝No－P（Nose part）口腔パート＝O－P（Oral part）の手技の実際 …… 82
6　耳パート＝Ear－P（Ear part）の治療点・手技・概説 ……………… 83

Ⅵ　無血刺絡局所髄節刺激療法手技と解説

1　膝パート＝K－P（Knee part）の手技と概説 ……………………… 87
2　脛骨神経パート＝T－P（Tibial part）の手技と概説 ……………… 88
3　足パート＝F－P（Foot part）の手技と概説 ………………………… 89
4　肩関節パート＝Sh－P（Shoulder joint part）の手技と概説 ……… 90

VII 無血刺絡末梢神経刺激療法手技と解説：上肢帯編

1 腕神経叢ポイント =BrPl − P（Brachial Plexus Point）の手技と概説 ……… 93
2 胸鎖乳突筋ポイント =SCM − P（Sternocleidomastoid Point）の手技と概説 ……… 94
3 腋窩神経ポイント =AXN − P（Axillary Nerve Point）の手技と概説 ……… 95
4 橈骨神経ポイント =RN − P（Radial Nerve Point）の手技と概説 ……… 96
5 内側前腕皮神経ポイント =MABN − P
（Medial Antebrachial-cutaneous Nerve Point）の手技と概説 ……… 97
6 筋皮神経ポイント =MCN − P（Musculo-Cutaneous Nerve Point）の手技と概説 ……… 99
7 橈骨神経手首ポイント =RNW − P（Radial Nerve at the Wrist Point）の手技と概説 ……… 100
8 正中神経ポイント =MN − P（Median Nerve Point）の手技と概説 ……… 101
9 尺骨神経ポイント =UN − P（Ulnar Nerve Point）の手技と概説 ……… 102

VIII 無血刺絡末梢神経刺激療法手技と解説：下肢帯編

1 大腿神経ポイント =FN − P（Femoral Nerve Point）の手技と概説 ……… 105
2 外側大腿皮神経ポイント =LFCN − P
（Lateral Femoral Cutaneous Nerve Point）の手技と概説 ……… 106
3 伏在神経ポイント =SaN − P（Saphenous Nerve Point）の手技と概説 ……… 107
4 総腓骨神経ポイント =CPN − P（Common Peroneal Nerve Point）の手技と概説 ……… 108
5 浅腓骨神経ポイント =SPN − P（Superficial Peroneal Nerve Point）の手技と概説 ……… 109
6 深腓骨神経ポイント =DPN − P（Deep Peroneal Nerve Point）の手技と概説 ……… 110
7 後脛骨神経ポイント =PTN − P（Posterior Tibial Nerve Point）の手技と概説 ……… 111
8 腓腹神経ポイント =SuN − P（Sural Nerve Point）の手技と概説 ……… 112
9 上殿皮神経ポイント =SClN − P（Superior Cluneal Nerve Point）の手技と概説 ……… 113
10 中殿皮神経ポイント =MClN − P（Middle Cluneal Nerve Point）の手技と概説 ……… 114
11 胸腰筋膜ポイント =TLF − P（Thoraco-Lumbar Fascia Point）の手技と概説 ……… 115

Ⅸ　新規パートと新規ポイントの紹介と手技の解説

1. のどパート =Ph－P（Pharynx part）の手技と概説 119
2. 股関節パート =Hip－P（Hip joint part）の手技と概説 120
3. 足底神経ポイント =PLN－P（Plantar Nerve Point）の手技と概説 121
4. 芝山ポイント = ST－P 122
5. 梨状筋パート =Pi－P（Piriformis part）の手技と概説 123
   　補足　梨状筋症候群について 124
6. 顔面神経パート－FaN－P（Facial Nerve Part） 125

Ⅹ　症状別治療ポイント例示

1. はじめに 129
2. 表の中の記述の読み方 129
3. 難病治療の特異性 130
4. 施術回数 131
5. 実際施術症例一覧表 132

参考文献 135
おわりに 137
無血刺絡手技書　解説 139
索引 143

I

デルマトームの解説

1　デルマトーム人形

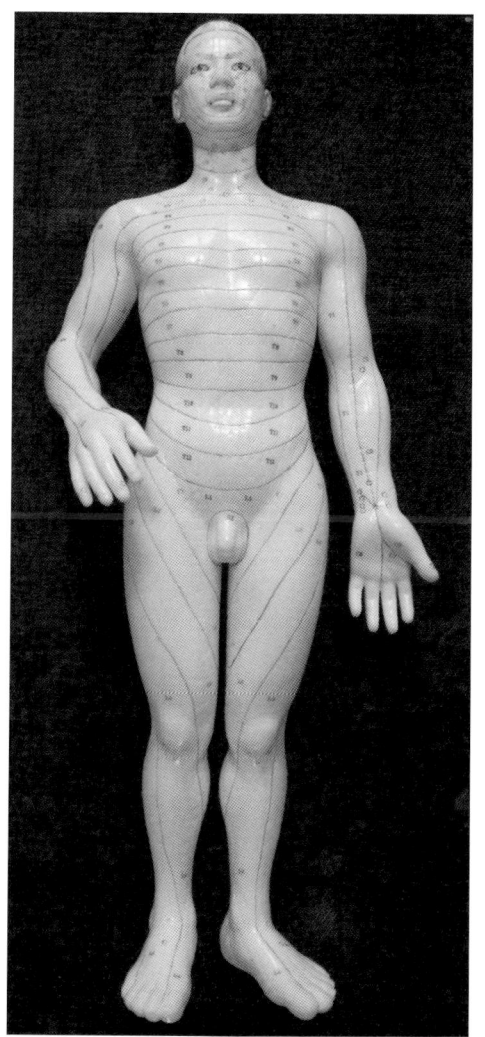 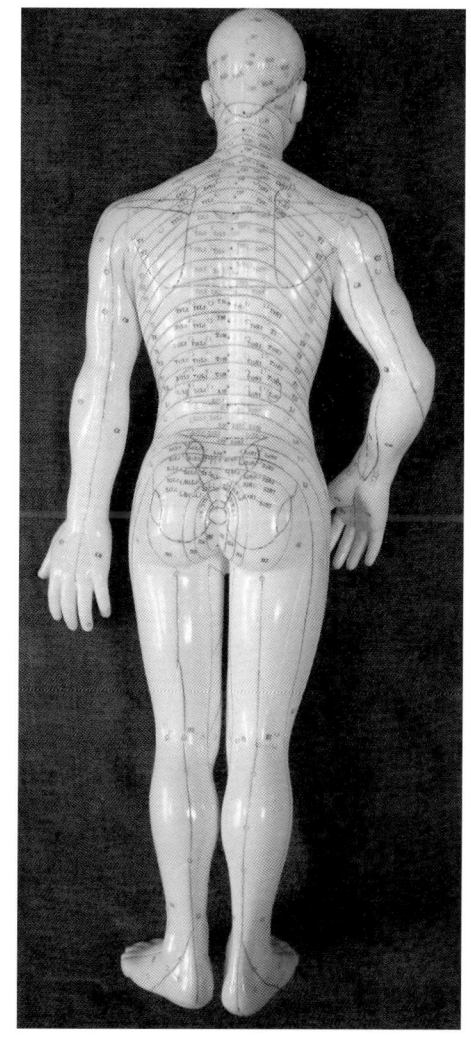

キーガンデルマトーム図から作成：製作者、長田裕
注：この人形はデルマトーム人形として（株）カナケンより販売されている

■概　説

　このデルマトーム人形はキーガンデルマトーム図をもとに作成したものである。前著『無血刺絡の臨床』の文中で登場してくる治療点も印をつけてあり、本著で述べている背部デルマトーム図解中の新しい治療点の名称も記載している。

　この人形作成の最大の目的は、複雑で理解し辛いデルマトーム支配を、人形の立体像を眺めることによって、病変の高位診断に役立てたいという思いからである。

　これにより病変部位がどのデルマトームに所属するかがひと目で分かるようになり、病変とデルマトームレベルとの相関関係を理解するのに役立てるものと思っている。

2 頭部のデルマトーム

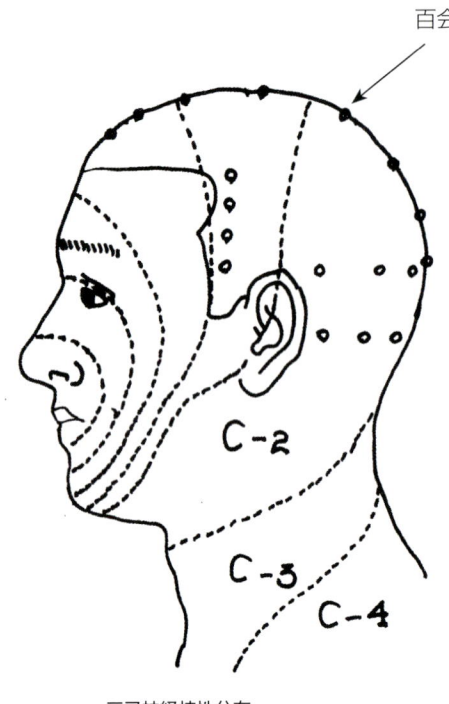
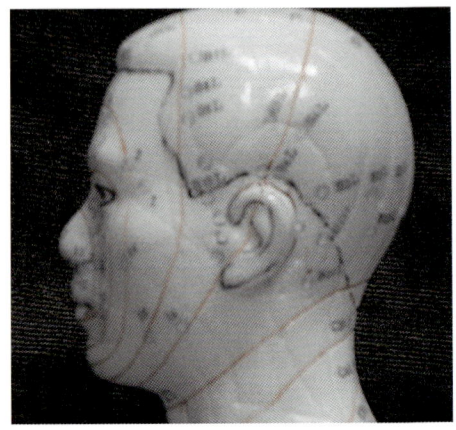

三叉神経核性分布

■ 概　説

- さて、頭部のデルマトームは顔面の三叉神経核性支配と有髪部のC2からなっている。
- この境界は百会を前後して、脳と脊髄が区分されている。
- そうして、脊髄神経領域は、このC2からスタートする。
- C1というデルマトームがないことに注意する（下記メモ）。
- したがって、百会というのは脳と脊髄の双方の刺激ができるポイントであり、それが、昔からそういう解剖学を知らなくても、重要なポイントであった、ということを古人は認識していたと思われる。

> **Memo**　C1デルマトームは存在しない。しかし皮枝がないだけで深部知覚を司る後根神経節は存在する。それは主に上下頭斜筋と大後頭直筋を支配する。したがって、後頭神経痛の治療にC1神経節を痛圧刺激するために風府を用いることがよくある。

3　C4は首の下部と鎖骨上を一周する

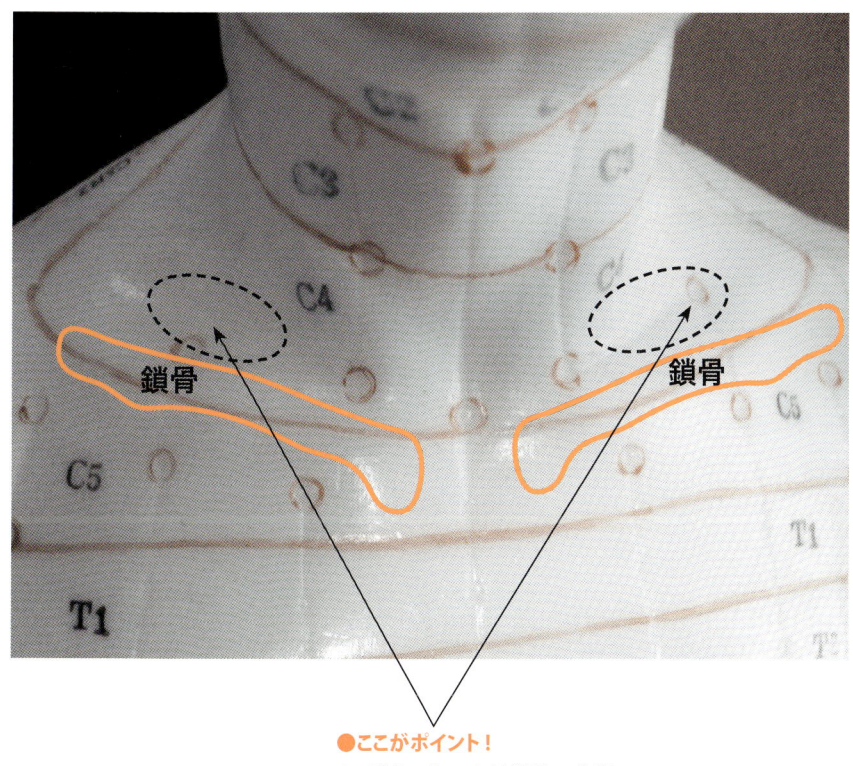

●ここがポイント！
C4デルマトームは鎖骨の上部、つまり鎖骨上窩を支配している。

■ 概　説

- C2 デルマトームは後頭部を支配していてこれは理解できる。
- C3 デルマトームも分かりやすく、首まわりを一周している。
- これは上肢と下肢を除けば全てデルマトームは躯幹を一周する配列をしている。
- ところが、C5 以下になってくると理解し難くなってくる。
- その理由は、神経叢が入れ替わるために生じた配列形態となり複雑な様相を呈してくるからである。
- C4 デルマトームを見てみると、C4 デルマトームは鎖骨を下限として C3 とともに首を一周している。
- この C4 デルマトームはまだ頸部と躯幹を一周する形態を辛うじてとっている。
- しかし、次の C5 になると、首と躯幹を一周するデルマトームでない配列となってきて理解しづらくなってくる。

I　デルマトームの解説　5

4　C5は複雑な経路を辿る

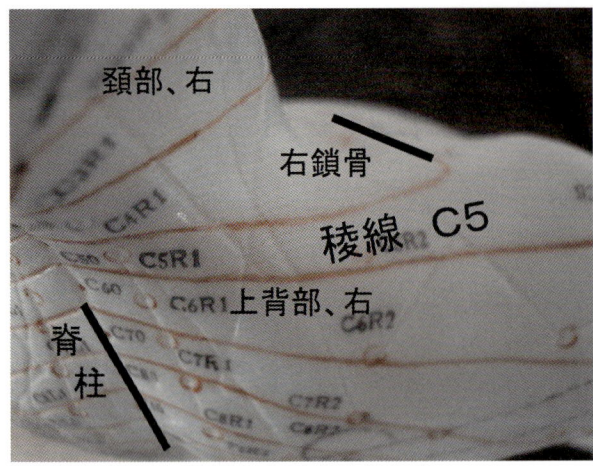

Memo C5デルマトームというのを、肉眼で確かめようと思っても、それらしい目印は見つからない。
そこで治療上、仮想C5デルマトームラインをこの肩の尾根（つまり稜線）に見立てる。

■概　説
- 上肢は全て頚椎から伸びるデルマトームで支配されている。
- このC5というデルマトームは上肢に関わるデルマトームの始まりで、腕の部分に侵入している。
- 平面図からC5デルマトームの分布の様子は理解し難いが、立体的に眺めるとC5のイメージは湧いてきやすい。
- このC5デルマトームの肩の中央あたりに、肩こりのポイントで有名な肩井がある。
- C5腹側面に移ると、鎖骨下部分と、上肢に進入する部分に分かれる。
- C5より下位のデルマトームC6、7、8は脊椎から上肢に直接侵入していき、多くが背側面を支配する。

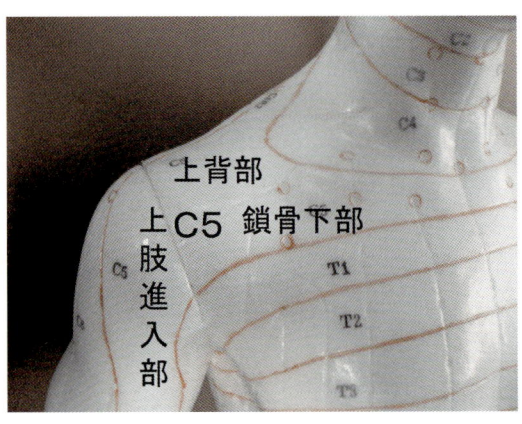

●ここがポイント！
上背部、鎖骨下部分、それに上肢に進入する部分とに分かれる。

5　C5デルマトームを理解しやすくするために

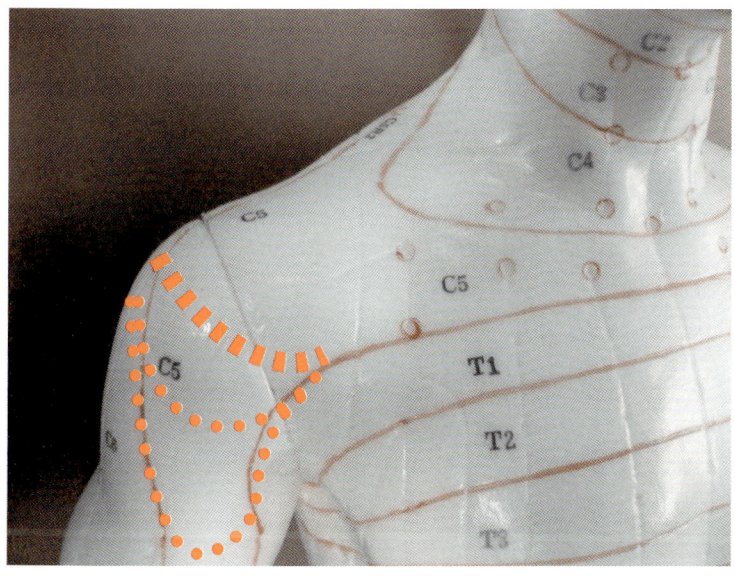

●ここがポイント！
C5も最初は躯幹を1周するデルマトームであったと認識しておく。それが引き伸ばされただけと考えると理解しやすい。

■概　説

- このC5が腕に進入するイメージは難しかったが、筆者が自然に理解できた方法を説明する。
- それは、最初は他のC3、C4などの上位のデルマトーム同様、上図赤点線のようにC5も躯幹を一周するデルマトームと認識しておいた。
- つまり、上図の赤い点線で囲ったところで終わっていると仮定するのである。
- そこから、人体が生長する過程で、腕も発生してくるために、その上肢とともにC5のデルマトームも同時に付随して進入してくるとイメージする（写真赤丸点線）。
- その結果、赤い点線が前腕部分にまで入り込むことになったと解釈する。
- 筆者自身、長い間、デルマトーム平面図だけではどうにも理解できないでいたとき、このデルマトームの人形を作成したことによって、この複雑なC5デルマトームのイメージを理解できるようになった。

6 C6・C7・C8とT1のデルマトームの違い

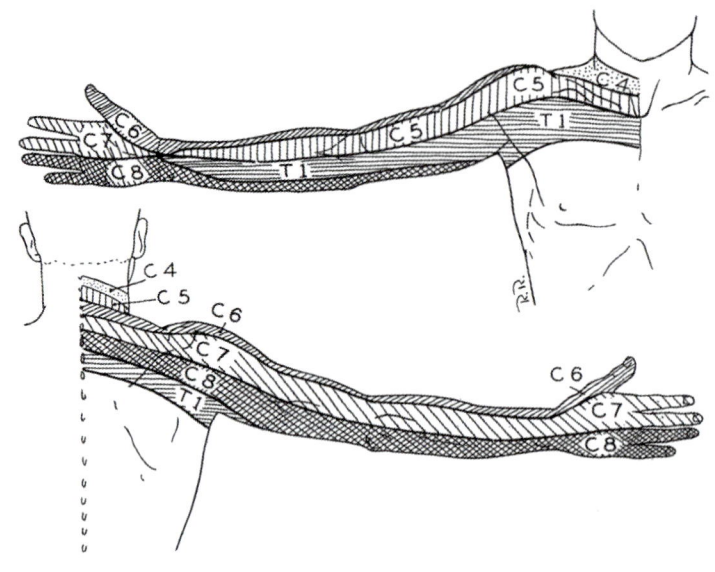

●ここがポイント！
C6、C7、C8の走行上の経穴を熟知すると、デルマトーム高位診断が容易となる。五十肩と思って治療してもよくならない症例に何例も出くわしたが、これはC6、C7を通る五十肩タイプの「頸部神経根症」であるからこの部の督脈を刺激すればよい。

文献：Keegan,J.J. Dermatome hypalgesia with posterolateral herniation of lower cervical intervertebral disc. J.Neurosurgery 1947;115-139

■概　説

- ここはC6、C7、C8、T1のデルマトームを解説する。
- これらは頸椎から順次、上肢に侵入していく。
- このC6、C7、C8のデルマトーム図は特に重要である。
- 指のデルマトームはこの3つから構成されるので、この配列を覚えることが大切である。
- と同時に、腕、肩の部位がどのデルマトーム支配にあるかを知ることによって、「頸部神経根症」の高位診断に役立ち、その場で診断的治療を行うことが可能となる。
- すなわち、即座に改善をすれば高位診断は正しいと判断してよく、改善しなければ他の疾患の可能性を考慮する。ただし、初心者の場合デルマトーム高位診断の間違いもありうるので、改善しない場合は再考する必要がある。また、痛圧刺激は督脈に対し、少なくとも複数回以上行うことが必要である。単回刺激で改善することは少ない。
- この指と肩・上肢の高位診断を知れば、親指の痺れと、天髎の肩こりは同じC6支配であり、そのためC6の督脈（ここはC6ゼロと呼ぶ……後述する）への痛圧刺激で、その場で改善することを確認できることが多い。
- 同様に、肩外兪と中指のデルマトーム支配は同じであるから（C7デルマトーム支配である）C7ゼロで治療できる。
- ところでT1のデルマトームは理解し難い。筆者は、無血刺絡創案後もこのT1デルマトームにおける上肢と体幹の関係を長く理解できなかった。しかし、次のような方法で理解できた。
- つまり次のページにあるキーガンデルマトーム図に境界線を描いてみたら問題はすぐ解決した。

7　T1デルマトームはこうして理解する

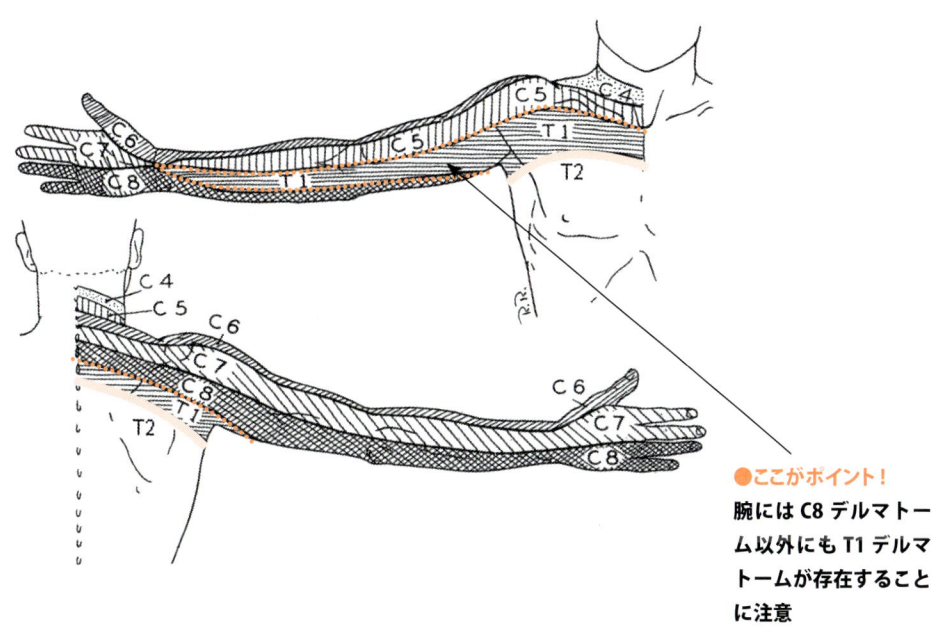

●ここがポイント！
腕にはC8デルマトーム以外にもT1デルマトームが存在することに注意

Memo　上下肢のデルマトームは、キーガンデルマトーム図以外のデルマトームでは、脊椎と接しない形で「飛び地」の形で発表されている。キーガンデルマトーム図だけがすべてのデルマトームは脊椎を基点に出発しているのであって、『無血刺絡の臨床』の中でもその解説を書いた。その後、筆者は「頸腰部神経根症」の治療を行なう中でもキーガンデルマトーム図にしたがって高位診断し、その正当性を追認することが出来た。したがって、このキーガンデルマトーム図説をより支持するものである。

■概　説
- 図ではまずデルマトーム C8・T1 の境界線が赤色、デルマトーム T1・T2 の境界線を識別してみた。
- すると、T1 と T2 のボーダー線は体幹を一周していることが容易に分かる。
- しかし、T1 と C8 のボーダー線の赤色は上肢に進入していることも理解できる。
- したがって、上肢にあるラインはいずれも T1 の上限のラインであることが分かる。
- つまり、上肢が存在しなければ体幹で一周して終わっていたはずの赤色デルマトームラインが、上肢に進入していったと考える。
- そのため、背面では C8、T1 と順当に並んで配列していても、腹側になると、背側で終わってしまっていた C6、C7、C8 が存在しないため、いきなり C5 と T1 が接するような配列に変わってしまっているのである。

I　デルマトームの解説

8　L4デルマトーム

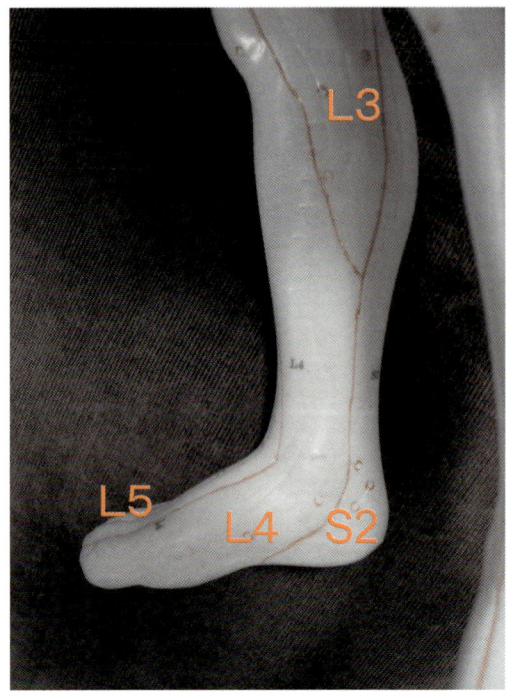

Memo1 膝の痛みというとすぐに変形性膝関節症や膝関節炎と診断されやすい。無血刺絡を行うとさまざまな膝周辺疾患に出会う。伏在神経、総腓骨神経、外側大腿皮神経などの疾患。また大腿神経ニューロパシーや腰部神経根症の症状としての膝症状もあるので注意が必要である。

Memo2 L4の痺れ病変であればL4の神経根症と高位診断される。通常L4の神経根はL3、L4間の椎間板腔を横切りL4椎弓根のまわりをまわり、L4/L5椎間板腔に達する前に椎間孔を通って脊椎間より出て行くので、L4の椎体より上の椎間板腔での椎間板ヘルニヤの可能性がある。従って、L3とL4の間のヘルニヤと診断される。最も多いヘルニヤはS1神経根障害で第5腰椎と第1仙椎間。次いで、L5神経根障害の第4腰椎と第5腰椎の間のヘルニヤである（参考図書、整形外科医のための神経学図説：ホッペンフィールド、南江堂）。

■ 概　説

- 下肢のデルマトームは鼠径部のL1デルマトームから始まる。
- 大腿部はL1、L2、L3、L4、L5、S1、S2のデルマトームで支配されている。
- 腹側はL1、L2、L3、側面部はL4とL5、背面部ではS1とS2というように分かれている。
- 内側部はL1、L2、L3、L4、S2がありL5とS1はここにはない。
- この写真は膝から足の内側面、そして第一趾を支配しているL4中心に示している。
- 平面図だけでもL1からL4までのデルマトームは比較的理解しやすい。

9　L5デルマトームを中心に
L4、S1、S2デルマトームとの関係

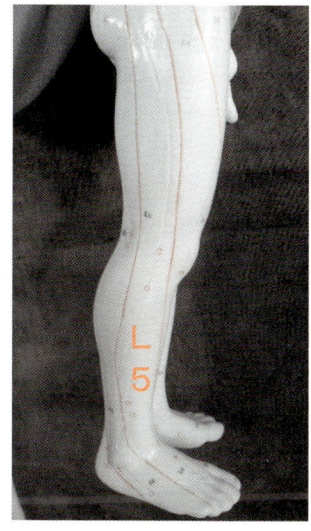
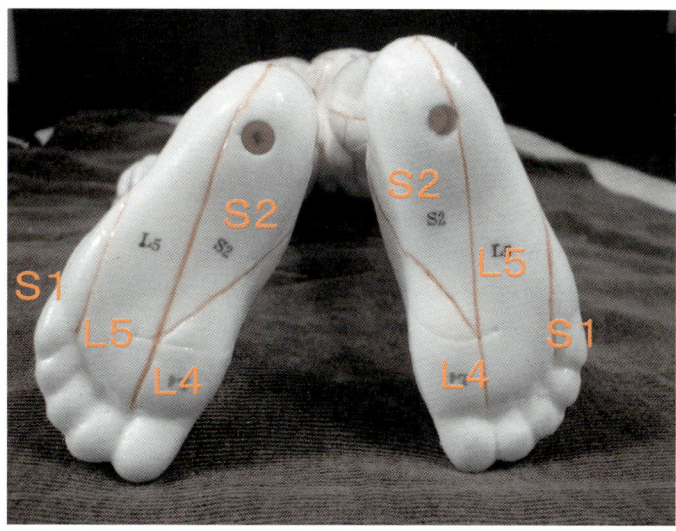

●**ここがポイント！**
足裏での重要だと思うポイントは、足背と同様、L5 が中央から踵部までを占有し、第1足趾が L4、第 5 足趾が S1 に支配されていることであろう。

■ **概　説**

- この L5 デルマトーム走行部位を理解することは椎間板ヘルニヤや梨状筋症候群などの坐骨神経痛を理解することにつながる。
- ごらんの写真は太ももの外側から外膝にかけて走行し、下腿にかけては前面へ移動してきて、足では足背部のほとんどを支配している。
- しかし、ここからあとが複雑な経路を辿る。
- 足裏に回ると踵の裏に至り、アキレス腱まで伸び支配していることが分かる。
- したがって、このルート全体を見渡すと、腰、大腿、下腿、足の裏表、踵、アキレス部の各症状が出ることが予想される。
- すなわち、個々の部位の症状に眼を奪われると、それぞれの部位での別個の病気と見て、1つの疾患としての判断を見失ってしまい誤診の危険性をはらんでいる。
- 事実、無血刺絡を受診する患者で誤って治療を受けている方が極めて多い。

10 S2以下のデルマトームの概略図

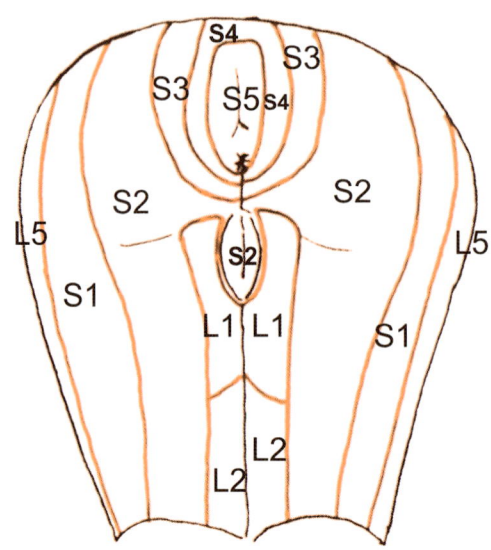

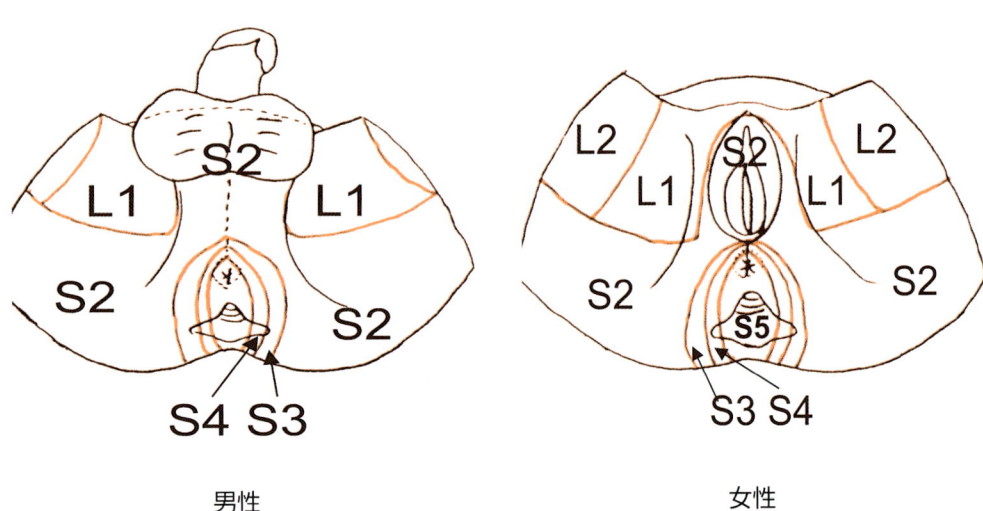

男性　　　　　　　　　　　　　女性

非常に理解し難いS2とL1の陰股部の関係のデルマトーム図である。筆者の理解できる範囲で書き上げた。

II

無血刺絡療法における用語の解説

1　8分割DSP（髄節パート）内の部位別各パート名称

8分割DSP名称	英語名	略称
ⅰ　百会（ひゃくえ）パート	Hyakue part	H－P
ⅱ　脳（のう）パート	Brain part	B－P
ⅲ　首（くび）パート	Neck part	N－P
ⅳ　肩（かた）パート	Shoulder part	S－P
ⅴ　背（せ）パート	Thoracic part	T－P
ⅵ　肝胃（かんい）パート	HepatoGastric part	HG－P
ⅶ　腰（こし）パート	Lumber part	L－P
ⅷ　仙骨（せんこつ）パート	Sacral part	Sc－P

8分割DSP（髄節パート）の解説

- デルマトームは30分節されている（中枢は橋・延髄・脊髄にある三叉神経核、頸髄節C2－8の7個、胸髄節T1－12の12個、腰髄節L1－5の5個、仙髄節S1－5の5個である）。
- 経絡上の膀胱経穴は一見してデルマトームの配列にしたがって傍脊椎部位に整然と並んでいるのが分かる。
- これを治療したい器官、臓器、組織別に一括りし、頭部から順に百会パートと脳パート、上肢に相当する部を肩パート（C5、C6、C7、C8、T1、T2）とし、下肢・骨盤腔に相当する部を腰パート・仙骨パート（L1、L2、L3、L4、L5、S1、S2、S3、S4）とし、残りを首パート、胸部部分を背パート、腹部内臓部分を肝胃パートと呼んで分割した。
- したがってデルマトームは8つのパートに分けられ、それぞれを髄節パート（Dermal Segmental Part=DSP）と命名した（『無血刺絡の臨床』より引用）。

2　三叉神経核性支配内各パート名称

三叉神経核性支配	英語名	略称
i　眼（めorがん）パート	Eye part	Eye-P
ii　鼻（はな）パート	Nose part	No-P
iii　口腔（こうくう）パート	Oral part	O-P
iv　耳（みみ）パート	Ear part	Ear-P

3　無血刺絡局所髄節刺激療法分類

局所髄節刺激療法分類	英語名	略称
i　膝（ひざ）パート	Knee part	K-P
ii　脛骨神経（けいこつしんけい）パート	Tibial part	Ti-P
iii　足（あし）パート	Foot part	F-P
iv　肩関節（かたかんせつ）パート	Shoulder joint part	Sh-P

4　無血刺絡末梢神経刺激療法：上肢帯

末梢神経刺激法	英語名	略称
i　腕神経叢（わんしんけいそう）ポイント	Brachial Plexus Point(=P.)	BrPl-P
ii　胸鎖乳突筋（きょうさにゅうとつきん）ポイント	Sternocleidomastoid P.	SCM-P
iii　腋窩神経（えきかしんけい）ポイント	Axial nerve P.	AXN-P
iv　橈骨神経（とうこつしんけい）ポイント	Radial nerve P.	RN-P
v　筋皮神経（きんぴしんけい）ポイント	Musculocutaneous nerve P.	MCN-P
vi　内側前腕皮神経（ないそくぜんわんひしんけい）ポイント	Medial antebrachial nerve P.	MABN-P
vii　橈骨神経手首（とうこつしんけいてくび）ポイント	Radial nerve at the wrist P.	RNW-P
viii　正中神経（せいちゅうしんけい）ポイント	Median nerve P.	MN-P
ix　尺骨神経（しゃっこつしんけい）ポイント	Ulnar nerve P.	UN-P

5　無血刺絡末梢神経刺激療法：下肢帯

末梢神経刺激法	英語名	略　称
ⅰ　大腿神経（だいたいしんけい）ポイント	Femoral nerve P.	FN-P
ⅱ　外側大腿皮神経（がいそくだいたいひしんけい）ポイント	Lateral femoral cutaneous nerve P.	LFCN-P
ⅲ　伏在神経（ふくざいしんけい）ポイント	Saphenous nerve P.	SaN-P
ⅳ　総腓骨神経（そうひこつしんけい）ポイント	Common peroneal nerve P.	CPN-P
ⅴ　浅腓骨神経（せんひこつしんけい）ポイント	Superficial peroneal nerve P.	SPN-P
ⅵ　深腓骨神経（しんひこつしんけい）ポイント	Deep peroneal nerve P.	DPN-P
ⅶ　後脛骨神経#（こうけいこつしんけい）ポイント	Posterior tibial nerve P.	PTN-P
ⅷ　腓腹神経（ひふくしんけい）ポイント	Sural nerve P.	SuN-P
ⅸ　上殿皮神経（じょうでんひしんけい）ポイント	Superior cluneal nerve P.	SCIN-P
ⅹ　中殿皮神経（ちゅうでんひしんけい）ポイント	Middle* cluneal nerve P.	MCIN-P
ⅺ　胸腰筋膜（きょうようきんまく）ポイント	Thoracolumbar fascia P.	TLF-P

後脛骨神経#：解剖学名としては後脛骨動脈はあるが同名の神経はない。
ここでは特定の部位、つまり足関節内果後方にある脛骨神経という意味で、膝裏に存在する脛骨神経と区別するため用いた。区別するための便宜上の命名である。
* Middle を medial と表記している教科書もあるがここでは middle を採用した。

6 棘間パート（ISP）とゼロポイントの解説

- 棘突起間のことを、本書では棘間（Interspinous=IS と略す）と呼ぶことにする。
- 「棘間パート」（IS part = ISP）とは、8文割 DSP における各パート部の中に存在する全ての棘間ポイントから構成される。
- この「棘間ポイント」は「ゼロポイント」とも呼ぶことにする。
- ここでいうゼロポイントは督脈という意味と同じようなものであるが、百会パートには督脈が存在するが、棘突起間がないため、棘間パートは存在しないことになる。すなわちゼロポイントもないということになる。
- しかし、脳パートには棘間が存在するためゼロポイントも存在することになる。それは風府と瘂門の2つであり、これら名称はそれぞれ C1－0（シーワンゼロ）、C2－0（シーツウゼロ）として呼ばれるようになる（後述）。
- この棘間パートとゼロポイントを考え出したきっかけは、督脈や膀胱経経絡上には経穴名が存在しない治療点がいくつもあり、無血刺絡においてはこれら治療点を使うことが欠かせないため、独自の治療点名称を作成する必要が生じたためである。
- それらについては、後述するゼロポイントの作成の各項を参考にされたい。
- 本書においても鍼灸学における経穴は重要で、治療点として大いに活用し、本書にも多数掲載しているが、デルマトーム理論においてはデルマトーム並びに神経走行に各種刺激を加えることが主眼であるので、経穴はその中の治療点の1つであると理解されたい。
- ゼロポイント各治療点は全て脊髄の髄節名の頭文字から治療点の番号を打ってある。すなわち頸髄は C（cervical）、胸髄は T（Thoracic）、腰髄は L（Lumbar）、仙髄は S（Sacral）で略記してある。

7 8分割DSP・棘間パート（ISP）・ゼロポイントとの対比表

8分割DSP名称	ISP（棘間パート）名称	ゼロポイント名称
百会パート＝H-P	無し	無し
脳パート＝B-P	B-ISP	C1-0（風府ふうふ）
		C2-0（瘂門あもん）
首パート＝N-P	N-ISP	C3-0、C4-0
肩パート＝S-P	S-ISP	C5-0からT2-0
背パート＝T-P	T-ISP	T3-0からT7-0
肝胃パート＝HG-P	HG-ISP	T8-0からL1-0
腰パート＝L-P	L-ISP	L2-0からL4-0
仙骨パート＝Sc-P	Sc-ISP	L5-0からS5-0

Memo1　ISP治療点の施術への応用

・脊椎疾患全て（脊椎ヘルニヤ、脊柱間狭窄症、脊椎骨粗鬆症などの腰痛症）。
・頸部神経根症の各種症状……後頭神経痛、肩、腕、手のだるさ・痺れ・痛み
・股関節疾患や脊髄神経疾患
・膠原病、関節リウマチ、アトピーなどあらゆる治療の基本的治療点として用いる。

Memo2　ISP治療点の施術への応用

芝山鍼灸整骨院院長・芝山豊和氏からISP治療点の外傷への応用として以下のような示唆があった。

①四肢の急性外傷に伴う捻挫、打撲、関節炎、骨折に伴う腫脹や疼痛のある場合は外傷部位を無血刺絡し難いが、そのような時ISP刺激は有効である。
②急性外傷部位に無血刺絡を施術した場合にはリバウンドも懸念されるが、ISP刺激なら遠隔的操作であるからリバウンドの経験は皆無であった。
③運動器疾患の場合、ISP刺激のあと局所刺激を追加することで効果の持続性が高かった。
④ゼロポイントの選択は損傷部位（交感神経の害）がデルマトーム上のどの高位レベルにあるかをみるが、損傷部位によっては、複数にまたがる場合があるがその場合は複数のゼロポイントを選択する。
⑤ベットサイドにデルマトーム人形を置いておくと損傷高位レベルが分かりやすいため便利である。

例を示す
例1　足関節捻挫の場合：前距腓靭帯など外側の損傷はS1-0、三角靭帯など内側の損傷はL4-0
例2　膝疾患の場合　　：MCL捻挫はL3-0、オスグッド病・ジャンパー膝はL4-0、腸脛靭帯損傷L5-0
例3　肘疾患の場合　　：テニス肘はC6-0、C7-0、野球肘はC8-0など。

MCL（＝medial collateral ligament 内側側副靭帯）

8　なぜゼロポイントなのか？
……「頸部神経根症」の治療から導き出された有効性

- 筆者が無血刺絡療法を創案当初の2年間は、督脈、つまりここで述べるゼロポイントを活用していなかった。
- ところが、2006年の夏以降に督脈を痛圧刺激し「頸部神経根症」の治療に有効性を発見してから現在に至るまで、2年間で同症例の140例以上に対し治療を行った。また腰部脊柱間狭窄症80例以上、脊椎骨粗鬆症50例以上、腰部神経根症20例以上など脊柱疾患の多くに改善できる可能性を見出した。
- それらのうち、「頸椎症性脊髄症」における痺れに対しては改善に差異があり、中には1年以上を経ても有効性を確認できないでいる症例もあるが、「頸部神経根症」に関してはおおむね良好な結果を得られた。
- その治療経験をまとめ、「頸部神経根症の治療」という題の論文を北米東洋医学誌 North American Journal of the Oriental Medicine（NAJOM）に発表した（2008年3月、7月、11月号の各季刊号）。
- この経験から左右上下肢どちらの病変にも督脈……つまり棘間パートのゼロポイント……の痛圧刺激で症状が軽減、ないし消失する例を見出した。したがって、それまで左右別に分けて痛圧刺激していたのが、それ以降、現在に至るまで全てゼロポイントへの刺激を中心に施術を行ってきている。
- その有効性を説明できる論拠はなかったが、無血刺絡を一緒に学び実績を上げている鍼灸師・芝山豊和君が筆者に一枚の図を呈示してくれた。それはネッターの『解剖学アトラス』（南江堂）の図であった。
- それによると脊髄神経後枝内側枝の終末がまさに棘突起の尖端近くに分布して終わっている図であった（22ページ図下）。これを見て左右脊髄神経後枝の神経終末枝が解剖学的にも棘突起近傍でオーバーラップしているのではないかと推量したわけである。そのことが、ゼロポイント刺激で左右同時に効果を発現するのではないかとの仮説を立てた次第である。
- 従来は左右いずれかの膀胱経の経穴治療点を治療して効果を確かめてきた。しかし、今後はゼロポイントの刺激をファーストチョイスとし、さらに一層の効果を高めるための補助的手段として膀胱経経穴を利用すべきであると考えている。
- このゼロポイント活用は「頸部神経根症」の治療のみならず、全ての疾患についても同様な考えのもとに行うことができ、施術ポイント量の負担軽減に役立つことになった。

9　ゼロポイント完成図解と平面図デルマトームライン

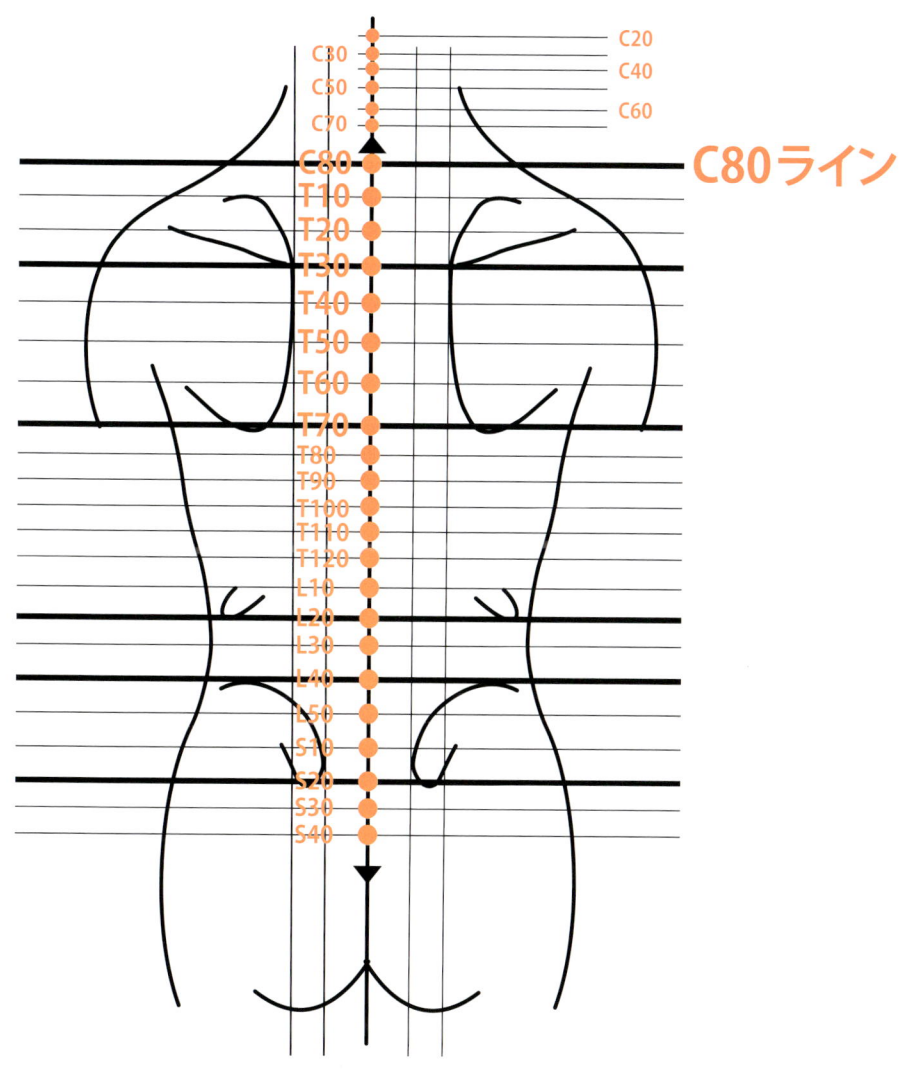

注：太線は基準線
　　図ではゼロポイントをハイフン抜きで表示している。
　　例、T100 は T10 − 0 に同じ。

■概　説

　デルマトーム C2 から S4 まで棘間に髄節（デルマトーム）ラインを引き、所属する髄節名の頭文字を冠し、その棘間に存在する神経根番号を組み合せて、そのデルマトーム支配の中でのゼロポイントと命名する。

例：大椎の新名称は、第7頸椎と第1胸椎間にある第8頸神経根となるので、これらを組み合わせて C8 − 0（シーハチゼロ）と命名されることになる。同様に、命門の新名称は第2腰椎と第3腰椎間にある第2腰神経根となるので L2 − 0（エルニゼロ）という命名になる。

10　脊髄神経後枝内側枝とゼロポイントの相関図

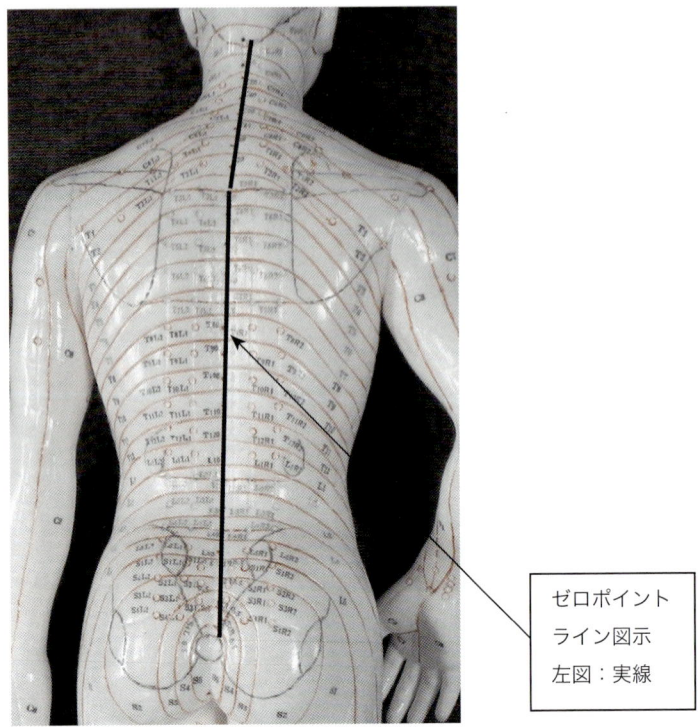

ゼロポイント
ライン図示
左図：実線

ゼロポイントライン図

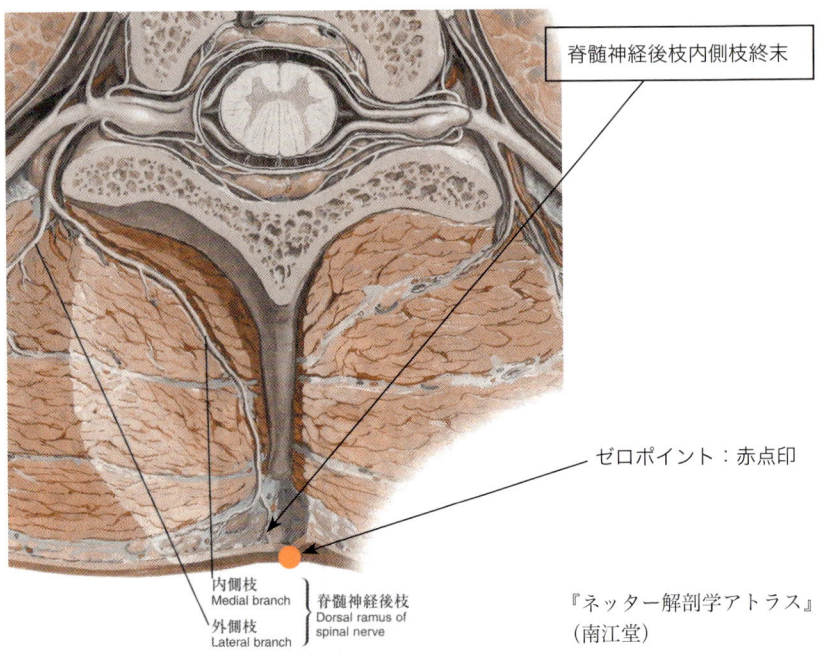

脊髄神経後枝内側枝終末

ゼロポイント：赤点印

『ネッター解剖学アトラス』
（南江堂）

11 「ライン名称」と呼ぶ新治療点の命名

- 経絡でいう膀胱経第1行線と第2行線上には経穴名が存在しない箇所がある。
- ところが、無血刺絡ではそれら経穴名のない治療点も痛圧刺激する必要性があると先に述べた。そのため、新たな治療点の名称を設定しなければならなくなった。そこで膀胱経第1行線、膀胱経第2行線をそれぞれ「ライン1」、「ライン2」という呼び名に変えて、そのライン上にある各痛圧ポイントを全て「1」「2」で表記することにした。
- 右にある治療点はRと表記し、左にある治療点はLと表した。
- ただしScパートにある上髎（第1後仙骨孔）から下髎（第4後仙骨孔）までを結ぶラインは、別に「ライン0.5」と定め各痛圧ポイントを「0.5」と表記することにした。
- そこでこのライン0.5、ライン1、ライン2上にある治療点を、まとめて「ライン名称」と呼ぶことにした。
- これにより、膀胱経に全ての治療点が命名され、また頸部の名称不在の部位にも新たな治療点を作成できた。
- したがって、「ゼロポイント」でも「ライン名称」でもデルマトームの高位レベルを意識することが可能となった。

■ 例を示す。

例1：ライン名称でL4L1とL4L2と表記されていれば（経穴でいえばそれぞれ大腸兪、腰眼あたり）、Lが腰髄を表しているからデルマトームL4上にある左側のライン名称上の治療点であるとすぐ分かる。右側ではL4R1とL4R2となる。

例2：S1R0.5、S1R1、S1R2の3つがある治療点といえば、Sが仙髄を表しているからデルマトームS1上に並ぶ右側のライン名称であることが分かる。左側ではS1L0.5、S1L1、S1L2、である。これらは上髎に並ぶ治療点となる。

例3：T4R2またはT4L2といえば胸髄（T）の治療点であると分かる（膏肓である）。T4は乳頭を通るデルマトームである。乳ガンや肋間神経痛、左であれば狭心症などと誤診を受けやすいデルマトームであり、注意が必要である。

例4：肩パートにある4つの経穴の曲垣、肩外兪、天髎、肩井は実際にはライン2上ではないがライン2として表記している。これらは汎用することが多いために、そのライン名称で使う「2」という番号を冠して表記したものである。

- また、これらは肩こりに特有な部位でもある。しかし経穴名からデルマトームレベルの高位診断することは難しいがライン名称で呼ぶことにすれば部位を特定でき治療方針が立てやすくなる。
- 他方、手指上肢の症状を中心とする「頸部神経根症」の治療には手指のデルマトームレベルを知れば治療が容易となる場合が多い（注）。
- 実際の例でいえば、小指のデルマトームはC8であるので、治療するゼロポイントはC8－0（＝大椎）となる。同じくC8デルマトーム上にある経穴は曲垣で右ではC8R2となる。当然左ではC8L2となり、曲垣に肩こりの訴えを聞き出せばC8－0で治療すれば改善する確率は高い。
- ところで、C8－0ラインにあるライン1上の治療点はC8R1 & C8L1で、ほぼ左右肩中兪に相当する。しかし、ライン2延長上の交点には経穴はない。そこで、便宜上、ライン2上にはない曲垣をC8R2（またはC8L2）と命名したのである。
- 同様、今までの臨床経験から左右肩外兪はC7R2（またはC7L2）と高位診断された（注）。
- 次いで天髎はC6R2（またはC6L2）、肩井はC5R2（またはC5L2）などと高位診断をされるために、容易に治療しやすくなっている。

例5：上位頸部（C3、C4）ではC4－0ポイントレベルでの「ライン1」名称は右がC4R1と左がC4L1の2つがある。ところが、ここではC4R2やC4L2は設定していない。しかし、設定しなかったのは今までこの部位の治療の必要性をあまり感じなかったからであるが、今後その必要性が出てくるかもしれない。実際、用いるケースはまれにある。

注：　これらの臨床データの報告は「頸部神経根症の治療」として北米東洋医学誌NAJOMに論文投稿してあると述べた（20ページ）ので是非参照されたい。

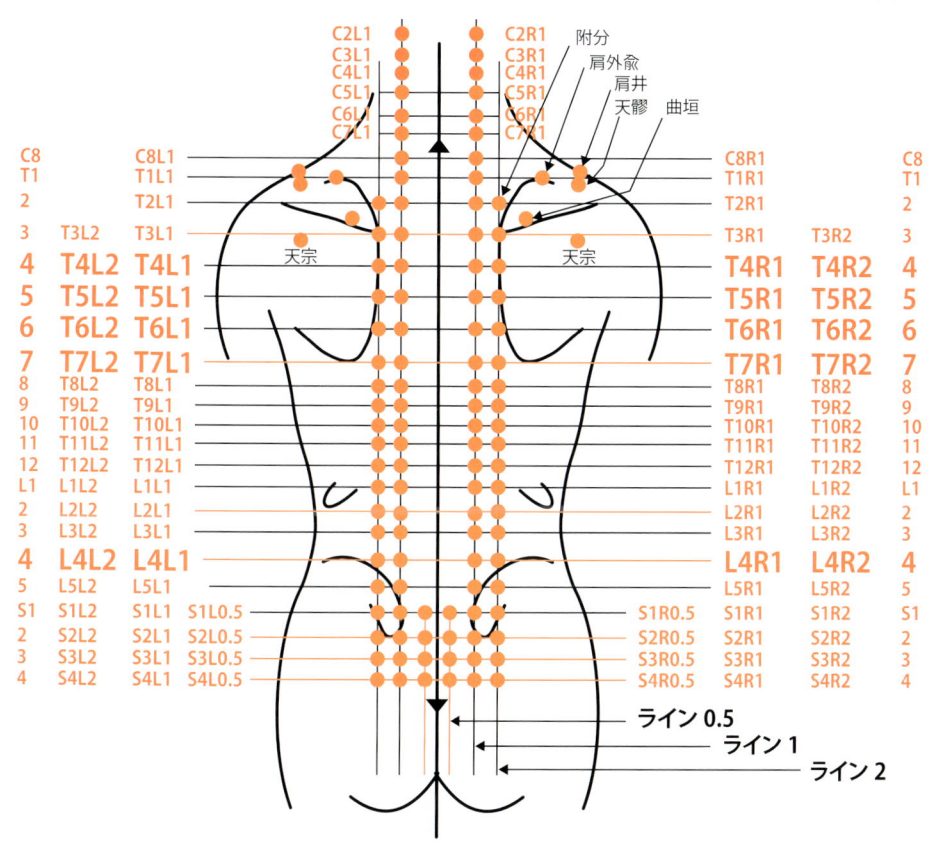

12 「ライン名称」の全治療点図解（赤丸印）

ライン0.5、ライン1（膀胱経第1行線）＆ライン2（第2行線）上にある新治療点

ライン1、ライン2上にあるポイントはすべて各々番号1、2で表記し、右はR、左はLと記す。ただしScパートには上髎（S1）から下髎（S4）のラインを別にとるライン0.5を設定し番号0.5と表記する。

C5L2・C5R2	肩井
C6L2・C6R2	天髎
C7L2・C7R2	肩外俞
C8L2・C8R2	曲垣
T1L2・T1R2	附分
T2L2・T2R2	天宗

附分は平面図上ではT2R2（T2L2）上に位置しているように見えるが、人体ではデルマトームは実際斜め下に向かい走行しているので1つ上のデルマトーム（T1）上に存在するものとして分類した。天宗も同様である。

13　脊髄神経後枝とデルマトームとの相関

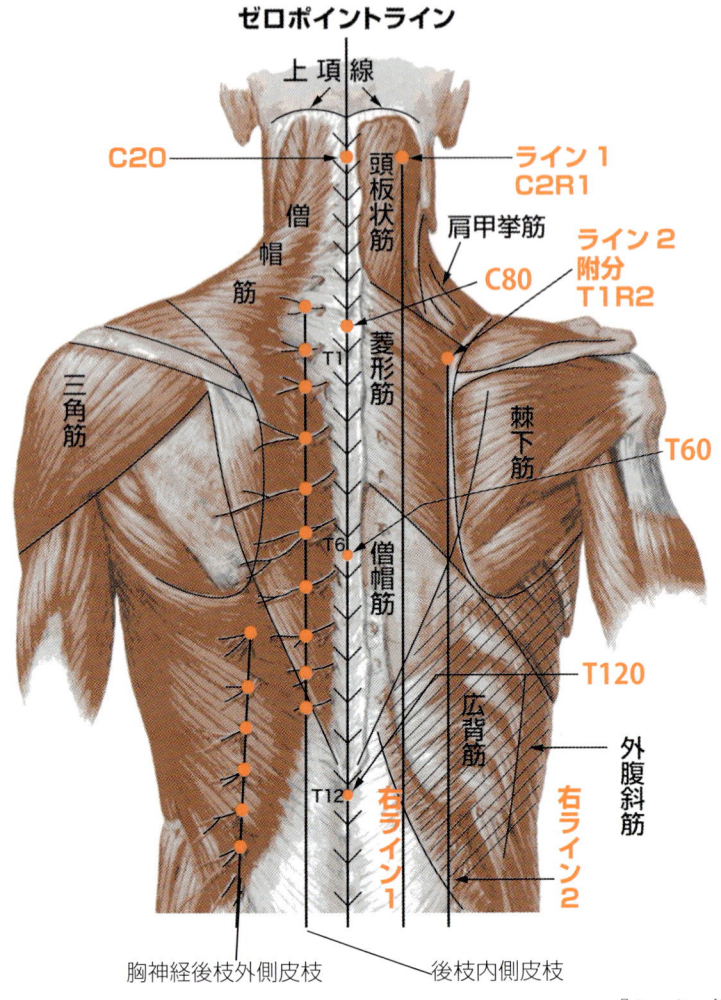

図中ラベル:
- ゼロポイントライン
- 上項線
- C20
- ライン1　C2R1
- 頭板状筋
- 僧帽筋
- 肩甲挙筋
- C80
- ライン2 附分　T1R2
- 菱形筋
- T1
- 三角筋
- 棘下筋
- T60
- T6
- 僧帽筋
- T120
- 広背筋
- 外腹斜筋
- T12
- 右ライン1
- 右ライン2
- 胸神経後枝外側皮枝
- 後枝内側皮枝

『ネッター解剖学アトラス』

- 全ての傍脊椎の皮膚神経は脊髄神経後枝であり、「ゼロポイント」も左右脊髄神経後枝の合流点を刺激していることの可能性は先に述べた通りである。
- 再度ライン名称の復習をすると、ライン1上にある治療点は全て「1」と表記し、ライン2上の治療点は全て原則「2」と表記する（注1）。
- そこに左右を表すL、Rを冠しデルマトームレベルに応じた頸髄（C）、胸髄（T）、腰髄（L）、仙髄（S）の頭文字を組み合わせて表記すれば記号番号での治療点が決定される。

これがライン名称である。
- したがって経穴名からデルマトームの何番かを類推することは難しいが、ライン名称であればその位置を類推することは容易であると考えている。

例：

　厥陰兪といってもデルマトームの何番かを知っている人は問題ないが、知らなくてもライン名称である T4R1 という言い方にすると T4 デルマトームレベルの右側のライン 1 上にある治療点であるということがすぐ理解できる。

　したがって、その場合 T4 − 0 をヒントに探せばよい。

> **Memo**
>
> 注 1：例外として、肩パートのデルマトーム C5、6、7、8 のライン 2 は右側では C5R2＝肩井、C6R2＝天髎、C7R2＝肩外兪、C8R2＝曲垣と表記される。左側の表記は C5L2、C6L2、C7L2、C8L2 となる。
>
> 無血刺絡はデルマトーム理論に則って刺激しているから何番のデルマトームを刺激しているのか、ということが大事である。

Ⅲ

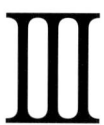

8分割 DSP 内各パート手技と解説

1　手技の道具と一般的施術の実際

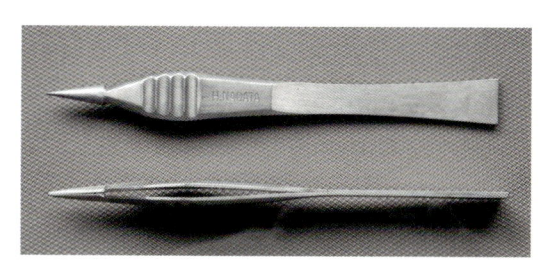

長田式器具　（株）カナケン社製

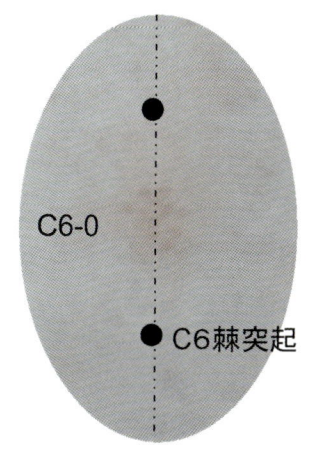

C6-0を複数回以上痛圧刺激したあとの押圧痕

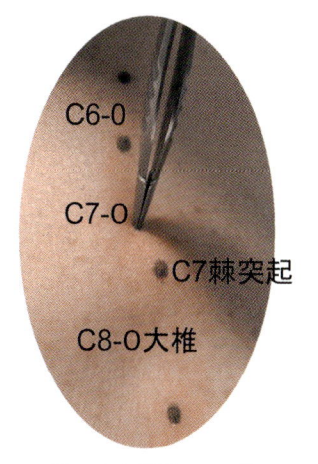

C7-0を押圧している様子

■ 概　説
- まず道具であるが初期の頃より使用していた刺抜きセッシを、尖端の閉じた道具に改良考案した（上図）。
- これにより操作性が向上、尖端で自己損傷する機会が皆無となった。
- 必ず1人1本の使用で行う。

＜施術の実際＞
- 右図写真の2枚は実際のゼロポイントを痛圧刺激した写真である。
- このうち複数点の押圧痕がある写真（右上）は指の痺れで来院した男性患者の施術後の様子である。
- この症例は、7年間指の痺れで苦しんだが、1年以上たった今は症状消失した状態である。
- 複数点刺激するゼロポイント部位は、病変を高位診断できた場合に、その部位を中心に痛圧刺激することである。押圧痕が残る位の強さが適当であるが、人により強弱を変えなければならない。
- セッシの刺入角度は直角が望ましい（写真右下）。
- 直接皮膚に痛圧刺激することが原則である。
- 単純な膝の痛みなどは、毎日でも施術は可能であるが難病などの疾患では週に1〜2回ないし2週に1回など、患者の様子を確かめながら進めることである。
- ケースバイケースで施術回数を決めなければならない。

2 百会パート（H−P）手技

■概　説

- 前著『無血刺絡の臨床』の中で百会パートと次の脳パートの２つは不可分なパートである、と述べた。これは今でも同じ考えである。つまり施術する上で百会パートだけして脳パートはしないということがないから（逆も同じ）で、無血刺絡においては最も大切な刺激部位である、と考えている。
- それは、『無血刺絡の臨床』の中で脳内副交感神経が刺激され脳内ホルモンが分泌されるからである、と大胆な仮説を述べたが、この分泌反応が難病治療において重要な役割を演じているのではないか、というのがその理由である。
- その論拠としてパーキンソン病治療において、症状改善例を経験できたことや、その後も症状が改善することを追認できる例があったからである。
- パーキンソン病においては現時点までに投薬なしで治療した経験が30数例以上ある。また、ステロイド反応性疾患としての膠原病、関節リウマチ、気管支喘息、アトピー、潰瘍性大腸炎などでも、減薬、休薬、断薬しながら症状寛解にもっていけた症例が存在した。また、神経症、うつ病、不眠症、認知症が改善していく例もあった。
- ではこの２つのパートの共通点は何かというと、デルマトーム理論から考えると三叉神経核性支配と頸髄C2……つまり脳幹部の脳神経と脊髄神経……という２つの神経支配要素が含まれているということである。

＜施術の実際＞

- 次の対比表で表している刺激No.1から始まり刺激No.18で終わるように刺激している。
- その手技方法はH1からH5までを３：３：２：１と念じながら刺激する。H1からH0B0（脳戸）間も３：３：３と念じて施術する。次いで左右どちらかの膀胱経へ移り、例えば右であればH1RからH5Rまでを３：３：３：１と念じて施術する（図参照）。
- 筆者は正中線から膀胱経までの距離はおよそ3cm、またH1R（絡却）はH1（百会）より1.5cmほど右後方をめどにしている。

＜治療点の選別＞

- 筆者は治療点のよりよいあり方を絶えず模索してきた。それは最小刺激量で最大効果を発揮することができる治療点であると思っている。
- そこで現時点での治療点は次の５ポイントのみに縮小修正した。それはH1、H3、H5、H6（またはH7）、H0B0である。
- これで２年近く続けているが効果に差異は感じない。
- 特に重症の患者にはこの最小刺激量の施術を心がけている（後述）。

百会パート（H-P）の経穴と新治療点名対比表

百会パートにある経穴と新治療点名の対比表を示す

「無血刺絡の臨床」に書かれた治療点と新治療点名称

経穴名	刺激No.	新治療点名
百会（ひゃくえ）	1	H1
前頂（ぜんちょう）	2	H2
囟会（しんえ）	3	H3
上星（じょうせい）	4	H4
神庭（しんてい）	5	H5
後頂（ごちょう）	6	H6
強間（きょうかん）	7	H7
脳戸（のうこ）	8	H0B0

経穴名	刺激No.	新治療点名（右）	刺激No.	新治療点名（左）
絡却（らっきゃく）	9	H1R	14	H1L
通天（つうてん）	10	H2R	15	H2L
承光（しょうこう）	11	H3R	16	H3L
五処（ごしょ）	12	H4R	17	H4L
曲差（きょくさ）	13	H5R	18	H5L

百会パート（H−P）の新治療点

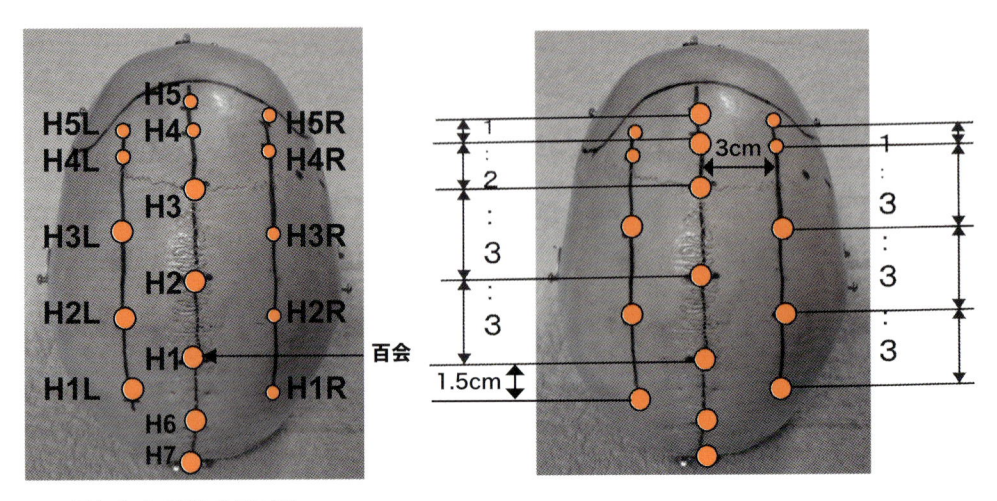

百会パートの新治療点の名称
後頭部・前頭部

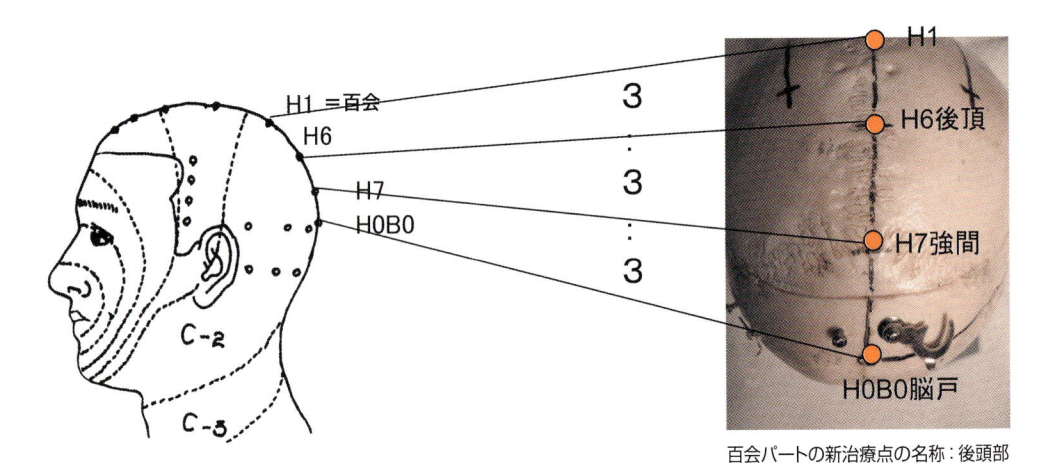

H1 ＝百会
H6
H7
H0B0

H1
H6 後頂
H7 強間
H0B0 脳戸

百会パートの新治療点の名称：後頭部

● ここがポイント

百会の決め方：
ここでは『臨床経絡経穴図解』（山下詢著、医師薬出版）から参考にした。つまり頭を真直ぐにして左右の耳介を前方に折り、その尖端を結ぶ線（耳上垂線）と正中線の交わるところから少し後方に大きく陥凹した所をいう。

3 脳パート（B−P）手技

■概　説
- 無血刺絡においては神経の走行する部の皮膚上を刺激することを基本としている。
- そこで脳パートでは神経解剖と経穴の関係から治療点を選んだ。
- その主な神経は三叉神経の1つの耳介側頭神経、そして大後頭神経と小後頭神経である。
- 耳介側頭神経に関連する経穴は頭維・頷厭・懸顱・懸釐・角孫・率谷・天衝である。

＜施術の実際＞
- イニオン（外後頭隆起）を見つける。ここはH0B0（脳戸）である。
- 脳戸から玉枕、脳空、浮白、角孫に至る治療点の選別のポイントは、脳戸−角孫間を大雑把に四等分し、1対1対1対1と念じて施術を勧めている（図参照）。ただし、後頭神経の走行する部位のみは正確な解剖を知っておいた方がよい。その走行は天柱−玉枕ラインにあり正中から約2.6cm外側とされている（神経ブロックの経験から）。
- 角孫は耳介耳尖部に存し、角孫−率谷は大雑把にいって約3cmである。天衝もおおよそ率谷のやや後下方にある。ところで完骨は小後頭神経の存在する部位として正確な刺激が望ましい。
- 天柱−風池−完骨は横−線上にあるとされている。
- 頭維、頷厭、懸顱、懸釐の間隔は1対1対1という等間隔で施術を勧める。
- 筆者はここではこれら治療点の正確な取穴が目的ではないと認識しているので、あくまで1つの目安としての経穴があると考えている。
- 左右どちらからでもよく、やりやすい側から入るとよい。

＜治療点の選別＞
- 初期のころはB−Pは次表の28ポイントを刺激していた。これから後述する諸パートもほぼこの文中の治療点を刺激していた。しかしH−Pと同様、ここでも施術量を縮小して行うようになった。神経走行を重視して大・小後頭神経、耳介側頭神経、三叉神経顔面枝の存在するラインに絞った。
- 天柱−玉枕、完骨−天牖、角孫−率谷、頭維−頷厭（または懸顱）−懸釐のラインであり、今では合計18ポイントに縮小している。この刺激ポイント量に関しては、前著『無血刺絡の臨床』の「はじめに」の中で「最小限度の刺激で最大効果を得ることのできる」と書いておいた。その後、刺激量が病状に影響を与えるという貴重な体験をしたので次項に詳述した。こういった点を考慮されて、読者は読者自身のよりよい無血刺絡を探っていってほしい。

脳パート（B-P）の経穴と新治療点名対比表

「無血刺絡の臨床」に書かれた治療点と新治療点名称対比表

経穴名	刺激No.	新治療点名（右）	刺激No.	新治療点名（左）
玉枕（ぎょくちん）	1	B1R	7	B1L
脳空（のうくう）	2	B2R	8	B2L
浮白（ふはく）	3	B3R	9	B3L
角孫（かくそん）	4	B4R	10	B4L
率谷（そっこく）	5	B5R	11	B5L
天衝（てんしょう）	6	B6R	12	B6L

経穴名	刺激No.	新治療点名（右）	刺激No.	新治療点名（左）
頭維（ずい）	13	B7R	21	B7L
頷厭（がんえん）	14	B8R	22	B8L
懸顱（けんろ）	15	B9R	23	B9L
懸釐（けんり）	16	B10R	24	B10L
天柱（てんちゅう）	17	B11R	25	B11L
風池（ふうち）	18	B12R	26	B12L
完骨（かんこつ）	19	B13R	27	B13L
天牖（てんゆう）	20	B14R	28	B14L

脳パート（B－P）の経穴と新治療点名対比図その1

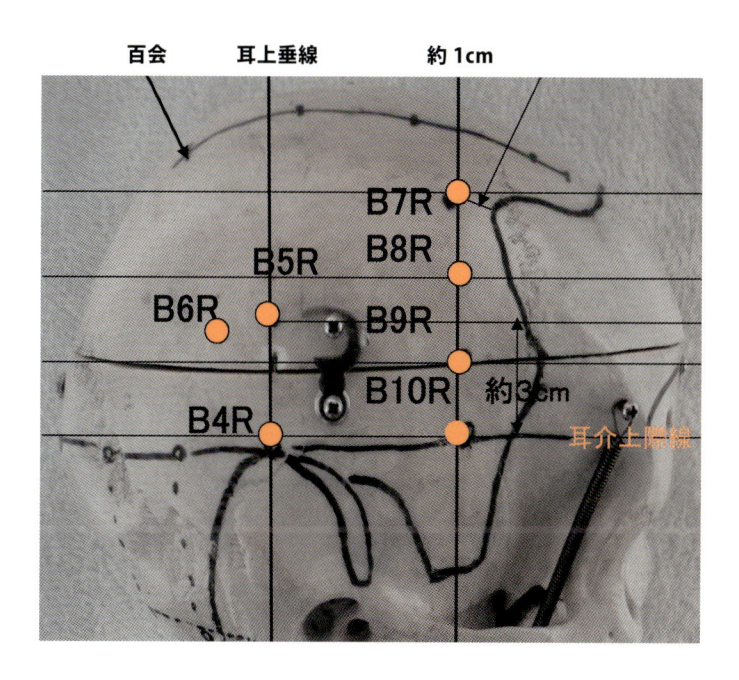

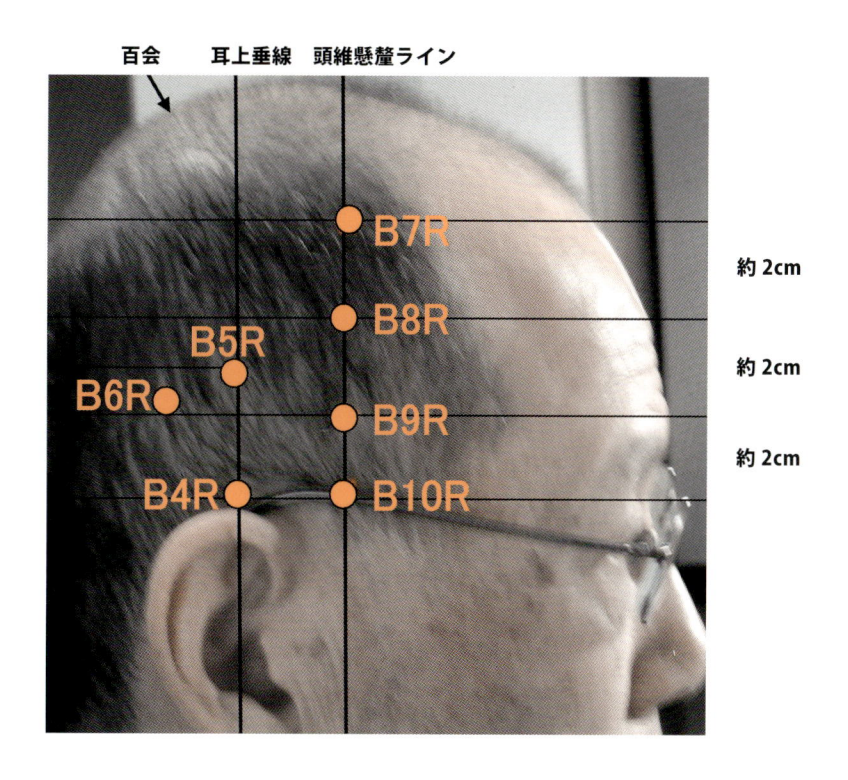

百会　耳上垂線　約1cm

B7R
B8R
B5R
B9R
B6R
B10R　約3cm
B4R

耳介上隙線

百会　耳上垂線　頭維懸釐ライン

B7R
約2cm
B8R
B5R
約2cm
B6R
B9R
約2cm
B4R　B10R

Ⅲ　8分割DSP内各パート手技と解説　37

脳パート（B-P）の経穴と新治療点名対比図その2

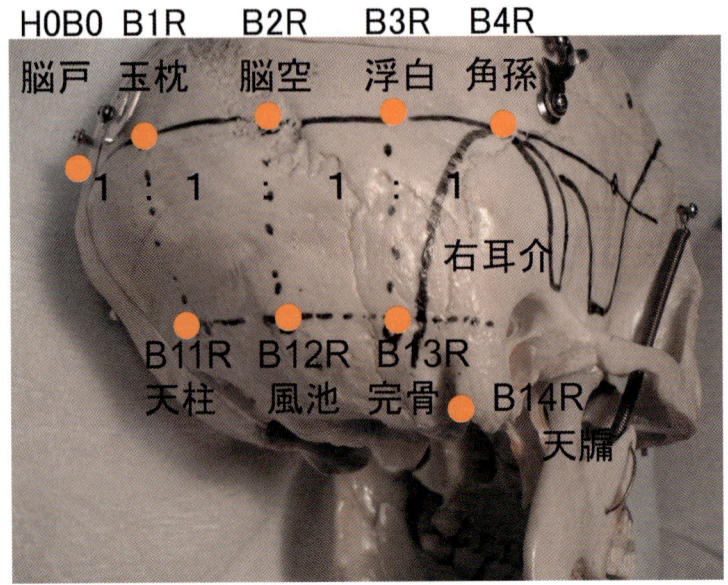

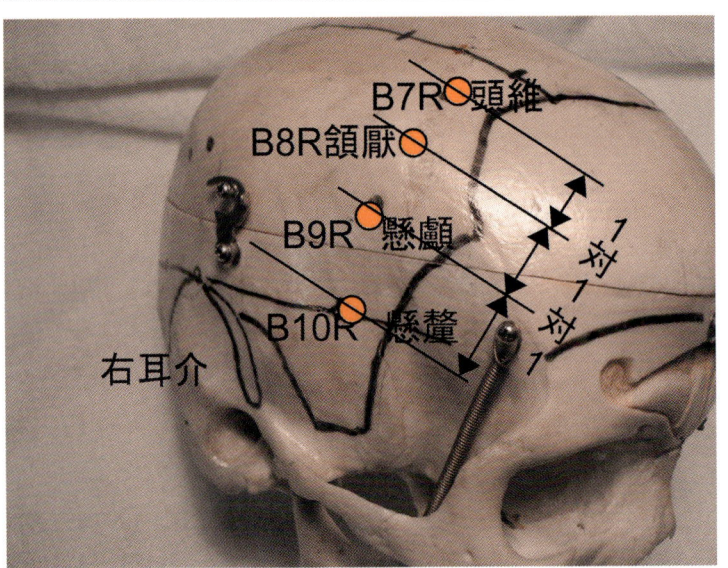

H0B0　B1R　　B2R　　　B3R　　　B4R
脳戸　玉枕　　脳空　　　浮白　　　角孫

1 : 1 : 1 : 1

右耳介

B11R　B12R　B13R
天柱　　風池　　完骨　　B14R
　　　　　　　　　　　　天牖

B7R 頭維
B8R 頷厭
B9R 懸顱
B10R 懸釐

1 対 1 対 1

右耳介

Memo

メモ1：大後頭神経（玉枕）：正中より2.6cm外側にある。　完骨・天牖：小後頭神経。

メモ2：脳戸－角孫間を大雑把に四等分し、1対1対1対1と念じて施術をすすめている。

メモ3：天柱－風池－完骨は横一線上にあるとされている。頭維、頷厭、懸顱、懸釐の間隔は1対1対1という等間隔で施術をすすめる。

4　刺激ポイント量の最適回数について

＜最適回数を考慮するまでの経過＞

- 無血刺絡を考案したのが平成 16 年 3 月。デルマトーム理論はその 1 カ月後にできた（詳細は『無血刺絡療法』参照）。
- 初期の頃は刺激量については全く無知で、刺激量の多いことがどのような結果に結びつくかという深い思慮もなく治療を行ってきた。そうして、平成 18 年 12 月に筋萎縮性側索硬化症（ALS）の患者さんを初めて治療する機会が訪れ、関西医療大学名誉学長の八瀬善郎先生（神経内科学・ALS がご専門）に対診をお願いし、ご指導のもと治療が始まった。
- 患者さんは発病 4 年弱で 17 kg の体重減少と四肢麻痺、軽度球麻痺を認める状態で来院された。車いす移動。握力右 13 kg 左 22 kg。ちなみに ALS の生存率はメルクマニュアルという総合医学教科書では 3 年生存率 50％、5 年 20％、10 年 10％と記されており、この方は発病して 4 年弱の経過であるから極めて厳しい時期にあったことが分かる。
- そして、治療開始 1 カ月後、患者及び家族と再び話し合いを持った。その内容は、鍼では刺激量が多いと悪化することが報告されている。無血刺絡では ALS の治療経験がない。患者さん自身がよいとの感触があれば現状を続けることとし、重いと感じれば施術を減らす方向でいきましょう、と説明した。返事は「悪くはなっていないので、どうしても週に 2 回の施術を受けたい」と熱望し「少なくとも 1 回は受けたい」という内容であった。理由は、食欲が出て最も気にしていた体重が約 5 週間で 8kg も増えたこと。その上、この日悪い方の右大腿が自力収縮を認め、来院後初めて大腿の内転ができた。しかし、この内転動作は後にも先にもこの日 1 日の出来事だった。
- このように食も進み前向きに感情が変化し無血刺絡治療が成功しているかのように感じ、筆者も患者も将来に希望を抱いた。しかし事実はそうではなかった。それは八瀬善郎先生のご指摘により、右上肢の外転角度が減少しており徐々に進行しているということが判明したからであった。
- 3 カ月後のある日、施術をした後の具合を尋ねると、治療を受けた翌日翌々日の 2 日間は倦怠感があるものの我慢して来院していたという。この「我慢していた」という意味は、一縷の望みを託して受けている治療を頑張って受け続けたいという思いだけの意志の固さであった。すなわち、通院に 1 時間以上も要するにもかかわらず受診は週 2 回を継続されていた。
- そこで刺激量過剰がその原因にあるのではないかと考え、患者さんを説得し週 1 回に減らしたうえ、刺激量も大幅に減らした。その結果、それ以降施術後の倦怠感の持ち越しがなくなったのである。
- 握力の変動は半年後、右 3kg（半年間 2kg から 10 kg の間で推移）、左 20 kg（おおよそ

20 kg 前後で推移）と右の筋力は落ちてはいるが、左は 5 カ月後に 23 kg だった時もあり大きな変化は認められていないのではと推察した。

<結論>

- 神経難病以外のガン、膠原病、関節リウマチなどあらゆる難病患者を相手とする治療者は、来院ごとに施術後の様子を聞き出すとともに、最小限の最適回数を決めることを常に念頭に置くべきであると考える。また来院回数は個別に対応すべきである。
- 少しでも悪化している場合は疾患そのものの原因も考えられるが刺激量過剰もその一因ではないかと考え、配慮する必要がある。最小限で最大効果を得る。これが無血刺絡の目指すものである。

注：この項目の内容は 2007 年 10 月 21 日、第 14 回日本自律神経免疫治療研究会（東京）において発表した。

5 首パート（N-P）手技

■概　説

- 首パートはデルマトーム C3、C4、C5、C6、C7 からなる。これは頸部を一周するデルマトームと上肢を支配するデルマトームである。
- 棘間パートの表記は N – ISP であり、そのゼロポイントは C3 – 0、C4 – 0、C5 – 0、C6 – 0、C7 – 0 の5つである。
- 頸部膀胱経上に新治療点を設けたのは頸部には経穴が知られていないからである。
- 首パートには目標とされるポイントはないが、C2 – 0 の瘂門だけは比較的見つけやすい。
- それは項窩といって後頭骨の下縁にくぼみがある部位がそうである。軸椎棘突起（第2頸椎）が触れれば目安にできるだろう。

＜施術の実際：第Ⅳ章参照＞

- 首パートのみを施術するということはほとんどなく、肩パートとセットで行うことが多い。
- 首と肩パートは不可分のものと捉えており N/S パートで1つとして治療を行っている。
- 逆に肩パートのみ行って首パートを施術しないというケースも多い。
- それは上肢に関わるデルマトームが C5 以下なので、肩パートだけで用が足りるからである。
- したがって、施術はまず C8 – 0（大椎）を見つけ、そこから1つずつ上位の棘間のゼロポイントを痛圧刺激していき C2 – 0（瘂門）で終える。逆に項窩を見つけ、そこから下っていく方法もある。
- ときには C1 – 0（風府）を刺激する場合もある（後頭神経痛の治療の場合）。

首パート（N-P）の督脈経穴とゼロポイント治療点名対比表

刺激 No.	督脈経穴名	新治療点名 ゼロポイント
1	なし	C3 – 0
2	なし	C4 – 0
3	なし	C5 – 0
4	なし	C6 – 0
5	なし	C7 – 0

注1：ゼロポイントという新治療点を設けたキッカケは、C3－0からC7－0に至る治療点が経絡の督脈には設定されていないことに起因していた。

この治療点が設定されていないために「頸部神経根症」の治療を行うときに、治療点名が表記できないという事態に直面し、新しい治療点名を設定せざるを得なくなった。そこで、ゼロポイントという治療点が誕生した次第である。

しかし、この知見を得られたことでデルマトーム理論が確立し、ゼロポイントとライン名称という治療点は、無血刺絡にとってなくてはならない象徴的な治療点となった。

首パート（N-P）ライン名称治療点

刺激Ｎｏ．	ライン名称 右ライン１治療点名	刺激Ｎｏ．	ライン名称 左ライン１治療点名
6	C3R1	11	C3L1
7	C4R1	12	C4L1
8	C5R1	13	C5L1
9	C6R1	14	C6L1
10	C7R1	15	C7L1

注2：上記はＮ－Ｐにおけるライン１上の治療点を表示しているが、25ページに掲げたライン名称全治療点図解にはライン２上の治療点名は記載していない。しかし、実際の施術に際しては使用することはある。

そうした場合の呼称は右ライン２上の治療点であればC3R2、C4R2、C5R2、C6R2、C7R2と呼ぶ名称となる。左ライン２治療点名であれば同様にしてC3L2、C4L2、C5L2、C6L2、C7L2という呼称となる。

6　肩パート（S-P）手技

■概　説

- 肩パートはデルマトーム C8、T1、T2 から構成されている。棘間パートの表記は S－ISP である。
- そのゼロポイントは C8 － 0、T1 － 0、T2 － 0 である。
- このパートと首パート（N － P）は不可分で頸部神経根症、頸髄症、頸椎損傷などの重要な疾患の治療に関わるだけでなく、上肢全ての症状の緩和や首・肩こりに代表される疾患群の治療点として極めて重要である。
- N・S－P に加え上肢の末梢神経刺激法を加えればさらに効果を高めることができる。

＜施術の実際：第Ⅳ章参照＞

- まず C7 棘突起を探す（注 1）。これは個人差があり意外と見分け難い。
- C7 棘突起を触れその直下の大椎から入る。
- そこから頭部方向に向かって、ゼロポイントを連続して痛圧刺激し、残る下方の T1 － 0、T2 － 0 も加える。
- 上肢の機能改善目的のみならば上限は C5 － 0 で終わる。
- 筆者は最近ではゼロポイントのみの施術で終えることが多い。
- N － P（首パート）とセットで施術するなら C2 － 0 まで、ときに C1 － 0 も刺激して終える。つまり、C8 － 0（大椎）を痛圧刺激（無血刺絡）した後、右（または左）へ移動し、ライン 1 上にある C8R1（肩中兪）、T1R1（大杼）、T2R1（風門）、を痛圧刺激したあと同じライン 1 上の N － P を頭部方向へ C7R1、C6R1、C5R1、C4R1、C3R1、C2R1、C1R1 へと順次刺激し終わる。
- 大椎を無血刺絡した後、右（または左）へ移動し、ライン 1 上にある C8R1（肩中兪）、T1R1（大杼）、T2R1（風門）、を痛圧刺激したあと同じライン 1 上を頭部方向へ C7R1、C6R1、C5R1 へと順次刺激し終わる。
- 次に反対側のライン 1 上の治療点を痛圧刺激して終わる。
- C8R2（右曲垣）、C7R2（右肩外兪）、C6R2（右天髎）、C5R2（右肩井）は別個に探す。
- この 4 つの経穴は特に重要で肩こりの治療点であるし、頸部神経根症の高位診断をする上でも覚えておかなければならない。

注：頸椎最下部で頭を垂れると浮かび上がる棘突起の内、頭を前後に動かすと動くのが C7 棘突起である。動かないのが T1 棘突起であるが、この 2 つの識別は容易ではなく、多数の施術経験を積む中で修得するしかない。

●ここがポイント！

コツ：大椎C8－0を見つければ棘突起間を指でなぞりながら上方へ丁寧に痛圧刺激していく。その押圧痕が残っているはずであるから、その真横のライン１上の仮想点を痛圧刺激すればよい。大事なのはゼロポイントの刺激であって、ライン１上の治療点でない。

肩パート（S-P）の経穴と新治療点名対比表

督脈経穴名	刺激Ｎｏ．	新治療点名
大椎（だいつい）	1	C8－0
陶道（とうどう）	2	T1－0
無名（むめい）	3	T2－0

刺激Ｎｏ．	右ライン１ 治療点名 経穴名	右ライン２ 治療点名 経穴名	刺激Ｎｏ．	左ライン１ 治療点名 経穴名	左ライン２ 治療点名 経穴名
4	C8R1 肩中兪 けんちゅうゆ	C8R2 曲垣 きょくえん	7	C8L1 肩中兪 けんちゅうゆ	C8L2 曲垣 きょくえん
5	T1R1 大杼 だいじょ	T1R2 附分 ふぶん	8	T1L1 大杼 だいじょ	T1R2 附分 ふぶん
6	T2R1 風門 ふうもん	T2R2 天宗 てんそう （注）	9	T2R1 風門 ふうもん	T2R2 天宗 てんそう （注）

注：T1R2（T1L2）、T2R2（T2L2）に相当するデルマトーム経穴として附分、天宗と記載しているが、確かな根拠はない。キーガンデルマトーム図から推測するとこのライン名称とこれら経穴が近接しているのではないかと思い、敢えてあてはめてみた。

7　背パート（T-P）手技

■概　説

- 背パートはデルマトーム T3、T4、T5、T6、T7 から構成されている。棘間パートの表記は T - ISP である。そのゼロポイントは T3 - 0、T4 - 0、T5 - 0、T6 - 0、T7 - 0 である。肩甲骨肋骨症候群が特に重要である。
- これは膏肓を中心とするこりと痛みで、ここだけの局部疼痛に留まらず、胸部の不快感、特に左乳房の違和感から狭心症や乳ガンと誤診されることがある。膏肓1発の刺激で直後に軽快するのは日常的に経験する。ほか、肋間神経痛や肺ガン、気管支病変などと疑われ各科で検査を受ける羽目にもなっている。
- ライン名称でいうと T4R2/T4L2（膏肓）である。T3R2（魄戸）にも圧痛を認める例もある。この膏肓で改善する理由は、乳頭のある部位と膏肓のデルマトームは T4 で同じであるから、と考えられる。
- 肩甲背神経の走行に一致して症状を呈しているのではと感じている。

＜施術の実際：第Ⅳ章参照＞

- まず肩甲棘線を結び T3 ラインとし、T3 - 0 ポイントを見つける。
- 肩甲下角線を引き T7 ラインとし、T7 - 0 ポイントを探る。
- この T3 ラインと T7 ラインを4等分するため、まず T3 ラインと T7 ラインの中間のラインを引く。これが T5 ラインであり T5 - 0 ポイントが決まる。
- 同様な手法で T3 ラインと T5 ラインの中間線を引けば T4 ラインである。T4 - 0 ポイントが決定される。
- 続いて T7 ラインと T5 ラインの中間のラインを引くと T6 ラインである。T6 - 0 を決定する。こうして背パートの T3 ～ T7 までのデルマトームが引けた。
- 次は、肩甲骨内縁に縦の線を引くとライン2（＝膀胱経第2行線）となる。
- ライン2と督脈の間の二等分線がライン1（＝膀胱経第1行線）である。
- ライン1、ライン2上にゼロポイントと同じ番号の記号番号をつければ背パートのライン名称が決定される。
- 例：T4 - 0 ラインの右ライン名称は T4R2（膏肓）、T4R1（厥陰兪）、左ライン名称は T4L2、T4L1 となる。
- 実際の手順として、まず T4 - 0 ポイントを痛圧刺激し、次いでライン2を施術して終わることが多い。それは肩甲骨内縁に肩甲背神経が走行しているからである。ライン1の重要性は小さい。
- これに天宗を加えて終わることもある。肩こり、五十肩の患者では天宗は重要で圧痛を訴

える患者が多い。
- 天宗はデルマトームラインでいうと T2 に相当すると考えている。

> **Memo** 天宗は肩甲上神経走行上にあり、五十肩のある場合や肩甲間部の凝りの場合に無血刺絡すれば効果的である。

背パート（T-P）の経穴と新治療点名対比表

督脈経名	刺激No.	新治療点名
身柱（しんちゅう）	1	T3-0
巨闕兪（こけつゆ）	2	T4-0
神道（しんどう）	3	T5-0
霊台（れいだい）	4	T6-0
至陽（しよう）	5	T7-0

刺激No.	右ライン1 治療点名 経穴名	右ライン2 治療点名 経穴名	刺激No.	左ライン1 経穴名	左ライン2 経穴名
6	T3R1 肺兪（はいゆ）	T3R2 魄戸（はっこ）	11	T3L1 肺兪	T3L2 魄戸
7	T4R1 厥陰兪（けついんゆ）	T4R2 膏肓（こうこう）	12	T4L1 厥陰兪	T4L2 膏肓
8	T5R1 心兪（しんゆ）	T5R2 神堂（しんどう）	13	T5L1 心兪	T5L2 神堂
9	T6R1 督兪（とくゆ）	T6R2 譩譆（いき）	14	T6L1 督兪	T6L2 譩譆
10	T7R1 膈兪（かくゆ）	T7R2 膈関（かくかん）	15	T7L1 膈兪	T7L2 膈関

8 肝胃パート（HG-P）手技

■概　説

- 肝胃パートはデルマトーム T8、T9、T10、T11、T12、L1 からなる。棘間パートの表記は HG－ISP である。
- そのゼロポイントは T8－0、T9－0、T10－0、T11－0、T12－0、L1－0 である。
- このパートは全て内臓臓器諸器官への機能改善を目的として行うパートである。
- T8－0 ラインでのゼロポイントは奇穴として八椎下（はっついか）と呼ばれている。
- T8－0、つまり督脈八椎下横の膀胱経には経穴は設定されていない。
- そこで膀胱経では経穴名が存在しない治療点に新しい治療点を設けた。それが T8R1（T8L1）、T8R2（T8L2）である。
- 「頸部神経根症」の治療ではゼロポイントだけの痛圧刺激で有効な場合が多い。
- しかし、この肝胃パートにある内臓臓器疾患ではゼロポイントだけの無血刺絡では十分ではないと考えられる。
- その理由は内臓臓器の神経支配は脳神経の 1 つの迷走神経であり、この神経の効果的な刺激点は百会・脳パートと考えているからである。
- HG－P だけの刺激でも内臓臓器の血流改善には有効であると考えられる。
- それは HG－P の刺激で胃の症状が改善する例に出会うからである。胃を温めても緩和する場合がある。
- しかし、ここだけの刺激で内臓疾患の治療に効果を上げるのは難しい。
- それはストレスが起因となって内臓疾患が発現するという福田－安保理論から考えてみても、脳のストレスを緩和するためには頭部パートを無血刺絡することが必須である。
- つまり、「交感神経の害」は脳と各臓器にあると考える。

＜施術の実際：第Ⅳ章参照＞

- まず肩甲下角線を引く。これは T7－0 ラインである。次に第 12 肋骨下線を引けば、これは L2－0 ラインである。
- L2－0 ラインのすぐ上の棘突起直上の陥没を見つければ L1/L2 棘間にある L1－0 ラインと仮想できる。
- この T7－0 ラインと L1－0 ラインを 6 等分する。それには T7－0 ラインと L1－0 ラインの中間線を引く。
- これが T10－0 ラインとなる。T10－0 ラインと T7－0 ラインの間に 3 分割する 2 本のラインを等間隔に引くと上から T8－0 ライン、T9－0 ラインとなる。同様にして L1－0 ラインと T10－0 ラインを 3 分割すれば、上から T11－0 ライン、T12－0 ライ

ンとなる。
- 以上のゼロポイントを決めればライン1、ライン2上に自ずからライン名称が決定される。
- 決まればゼロポイントから施術を開始し、肝疾患、胃疾患などがあればライン1も刺激することがある。
- 最近ではほとんどゼロポイントだけで済ませることが多い。

肝胃パート（HG-P）の経穴と新治療点名対比表

督脈経穴名	刺激No.	新治療点名
八椎下（はっついか）	1	T8-0
筋縮（きんしゅく）	2	T9-0
中枢（ちゅうすう）	3	T10-0
脊中（せきちゅう）	4	T11-0
接骨（せっこつ）	5	T12-0
懸枢（けんすう）	6	L1-0

刺激No.	右ライン1 治療点名 経穴名	右ライン2 治療点名 経穴名	刺激No.	左ライン1 経穴名	左ライン2 経穴名
7	T8R1 なし	T8R2 なし	13	T8L1 なし	T8L2 なし
8	T9R1 肝兪（かんゆ）	T9R2 魂門（こんもん）	14	T9L1 肝兪	T9L2 魂門
9	T10R1 胆兪（たんゆ）	T10R2 陽綱（ようこう）	15	T10L1 胆兪	T10L2 陽綱
10	T11R1 脾兪（ひゆ）	T11R2 意舎（いしゃ）	16	T11L1 脾兪	T11L2 意舎
11	T12R1 胃兪（いゆ）	T12R1 胃倉（いそう）	17	T12L1 胃兪	T12L2 胃倉
12	L1R1 三焦兪（さんしょうゆ）	L1R2 肓門（こうもん）	18	L1L1 三焦兪	T1L2 肓門

9　腰パート（L-P）手技

■概　説

- 腰パートはL2、L3、L4からなる。棘間パートの表記はL－ISPである。
- ゼロポイントはL2－0、L3－0、L4－0である。
- このパートはいわゆる整形外科的に腰部（ようぶ）と呼ばれる部位に相当する。
- ちなみに、腸骨稜以下の部位は臀部（でんぶ）と呼ばれる。
- L2～3の狭い帯域を指すが腰痛治療上は重要なパートであり、下肢の神経支配がL1から始まることを考えればこのパートより下位の部位は下肢全体を包含する非常に重要な治療点を含んでいる。
- このパートの上縁は第12肋骨下線のL2ラインである。下縁は腸骨稜を結ぶL4棘突起上のL4ラインである（ヤコビー線）。
- 人によっては腸骨稜を結ぶラインはL4/5棘突起間であるとの記述もあり、いずれにしてもL4と関わるラインである。
- 気海俞（L3デルマトーム）横の膀胱経第2行線上には経穴名がないのでここでもライン名称が必要となってくる。
- 経穴には古来、経穴名が名づけられたのには何か特別な意味が隠されているとすれば、無血刺絡をする治療点は全て脳神経・末梢神経走行と関わりある皮膚であると考えている。
- そうしたことから無血刺絡末梢神経刺激法を考案した次第である。
- したがって、あくまでも神経走行上の皮膚を無血刺絡しているのだという意識を持つことが大切である。
- 仮説であるが、皮膚上を痛圧刺激して、その直下の神経に自律神経、運動神経、知覚神経の機能の改善をもたらし、その結果、神経・循環・代謝機能の回復が促されその神経支配領域の血流が改善するのではないかと考えている。

＜施術の実際：第Ⅳ章参照＞

- 第12肋骨下線がL2であるから、ここのゼロポイントはL2－0である。
- ヤコビー線を引けばそのライン上またはその下方の棘間がL4－0である。
- その中間の棘間は自然とL3－0と決まる。
- その横のライン1、ライン2上にある治療点は腰痛治療に欠かせない。

腰パート（L-P）の経穴と新治療点名対比表

督脈経穴名	刺激No.	新治療点名
命門（めいもん）	1	L2-0
下極兪（かきょくゆ）	2	L3-0
腰陽関（こしのようかん）	3	L4-0

刺激No.	右ライン1 治療点名 経穴名	右ライン2 治療点名 経穴名	刺激No.	左ライン1 経穴名	左ライン2 経穴名
4	L2R1 腎兪（じんゆ）	L2R2 志室（ししつ）	7	L2L1 腎兪	L2L2 志室
5	L3R1 気海兪（きかいゆ）	L3R2 なし	8	L3L1 気海兪	L3L2 なし
6	L4R1 大腸兪（だいちょうゆ）	L4R2 #腰眼（ようがん）	9	L4L1 大腸兪	L4L2 腰眼

- 腰眼：デルマトームL4にあると想定している。ここは膀胱経ではなく、督脈より3横指半横に相当するとされる。
- 膀胱経第2行線（ライン2）は督脈より4横指横というラインである。しかし、腰眼はその上にないが、無血刺絡という手技は正確な取穴が目的ではない。神経走行上の皮膚を痛圧刺激して副交感反応をもたらすものである、としているのでその近傍にある腰眼をあえて記載した。また、腰眼は神経走行からいえば上殿皮神経に相当すると考えられる。

●ここがポイント！
股関節疾患ではこのL/Scパートだけで、症状が改善することを経験している。創案早期からそれが分かっていたが、さらに股関節パートを加えれば、施術直後に改善の手応えを感じることができるだろう。

10　仙骨パート (Sc-P) 手技

■概　説 1

- 仙骨パートは L5、S1、S2、S3、S4 からなる。棘間パートの表記は Sc − ISP である。ゼロポイントは L5 − 0、S1 − 0、S2 − 0、S3 − 0、S4 − 0 である。
- 後仙骨孔に並ぶ上髎、次髎、中髎、下髎の縦のラインはライン 0.5 と名づけた。
- このパートの上縁は腸骨稜を結ぶヤコビー線である。
- 下方が S4 までしか設定してないのは、後仙骨孔が 4 つしかないからである。

■概　説 2

- このパートはいわゆる整形外科的に臀部と呼ばれる部位に相当し、腰パートとあわせ腰痛治療上重要なパートである。
- 坐骨神経痛の治療はこの部が主である。坐骨神経は L4、L5、S1、S2、S3 で構成される。
- Sc パートは中枢性副交感神経支配（頭部仙骨系）のうち下方の部位を担当している。
- 膀胱経第 2 行線、つまりライン 2 上に経穴名のない 2 つの治療点が存在し、それは L5 と S1 上にある。

■概　説 3

- これまで泌尿器、生殖器関連の疾患、つまり骨盤腔内病変があれば後仙骨孔上の経穴、つまり上髎、次髎、中髎、下髎のみで治療し成果を上げてきた。
- その理由は後仙骨孔から仙骨神経後枝が出ており、その上の皮膚を直接刺激できたからであると考えている。
- ところで、この部にもゼロポイントを設けたがその意義は不明である。それは今までここのゼロポイントを使った治療経験がないからである。しかしゼロポイントの意義を見直してもよいと思われる。また、ここには記載していないが肛門周囲の病変を考慮すれば、デルマトーム S5 の仮想治療点も設定してもよいと思われるが、その治療点の局在について検討したことがないので不明である。

＜施術の実際：第Ⅳ章参照＞

- ヤコビー線は L4 棘突起か L4 と L5 の棘間にある。ここが L4 − 0 である。
- その下のゼロポイントは L5 − 0 であり、L4 − 0 と L5 − 0 は腰椎ヘルニヤや脊柱間狭窄症の治療に重要である。また次髎を見つけるのは少々難しいが、左右の上後腸骨棘を見つける努力が必要である。
- その次髎は S2 であり、次髎さえ見つければ、上髎 S1、中髎 S3、下髎 S4 の探索は容易となる。

仙骨パート（Sc-P）の経穴と新治療点名対比表

督脈経名	刺激No.	新治療点名
十七椎下（じゅうしちついか）	1	L5-0
鳩杞（きゅうき）	2	S1-0
腰奇（ようき）	3	S2-0
下椎（かつい）	4	S3-0
腰兪（ようゆ）	5	S4-0

刺激No.	右ライン1 治療点名 経穴名	右ライン2 治療点名 経穴名	刺激No.	左ライン1 経穴名	左ライン2 経穴名
6	L5R1 関元兪（かんげんゆ）	L5R2 なし	11	L5L1 関元兪	L5L2 なし
7	S1R1 小腸兪（しょうちょうゆ）	S1R2 なし	12	S1L1 小腸兪	S1L2 なし
8	S2R1 膀胱兪（ぼうこうゆ）	S2R2 胞肓（ほうこう）	13	S2L1 膀胱兪	S2L2 胞肓
9	S3R1 中膂兪（ちゅうりょゆ）	S3R2 秩辺（ちっぺん）1	14	S3L1 中膂兪	S3L2 秩辺1
10	S4R1 白環兪（はっかんゆ）	S4R2 秩辺2	15	S4L1 白環兪	S4L2 秩辺2

刺激No.	右ライン0.5 治療点名 経穴名	刺激No.	左ライン0.5 経穴名
16	S1R0.5 上髎（じょうりょう）	20	S1L0.5 上髎
17	S2R0.5 次髎（じりょう）	21	S2L0.5 次髎
18	S3R0.5 中髎（ちゅうりょう）	22	S3L0.5 中髎
19	S4R0.5 下髎（げりょう）	23	S4L0.5 下髎

IV

ゼロポイント作成とラインの引き方の実際

1　N・Sパートのゼロポイント設定　C2-T2

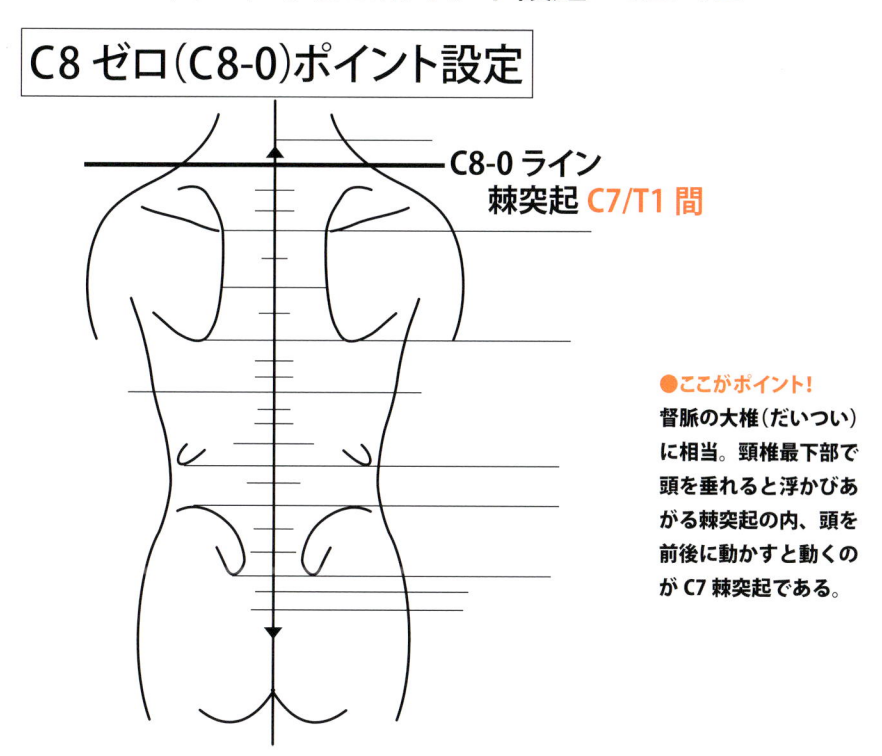

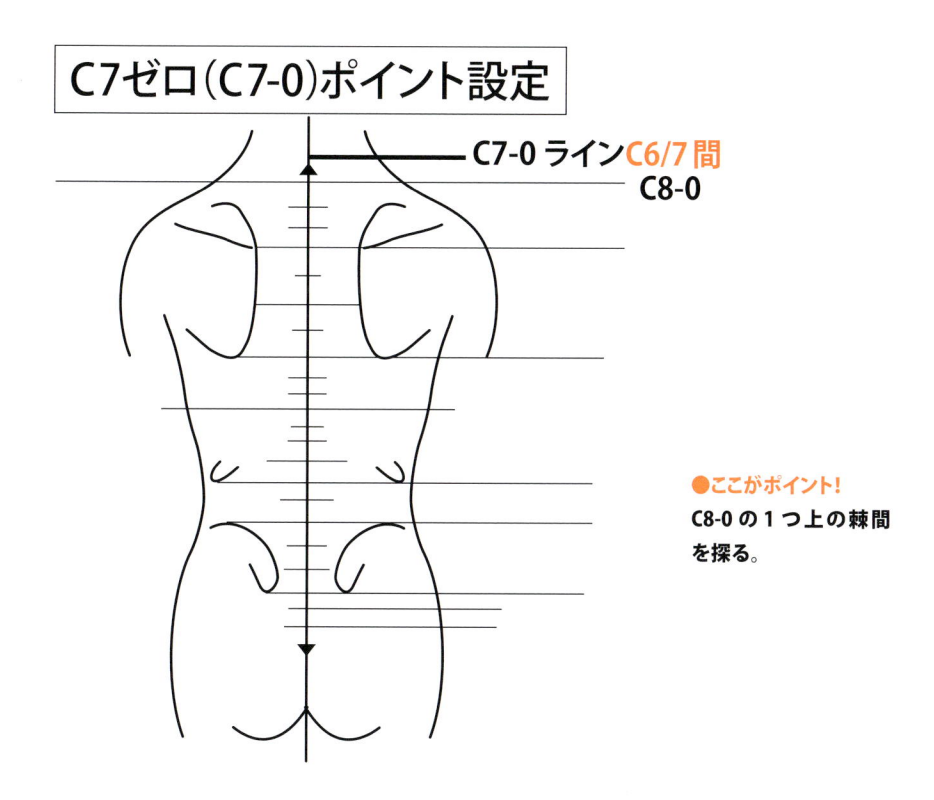

C8 ゼロ（C8-0）ポイント設定

C8-0 ライン
棘突起 **C7/T1 間**

●ここがポイント！
督脈の大椎（だいつい）に相当。頸椎最下部で頭を垂れると浮かびあがる棘突起の内、頭を前後に動かすと動くのが C7 棘突起である。

C7ゼロ（C7-0）ポイント設定

C7-0 ライン **C6/7 間**
C8-0

●ここがポイント！
C8-0 の 1 つ上の棘間を探る。

C6ゼロ（C6-0）ポイント設定

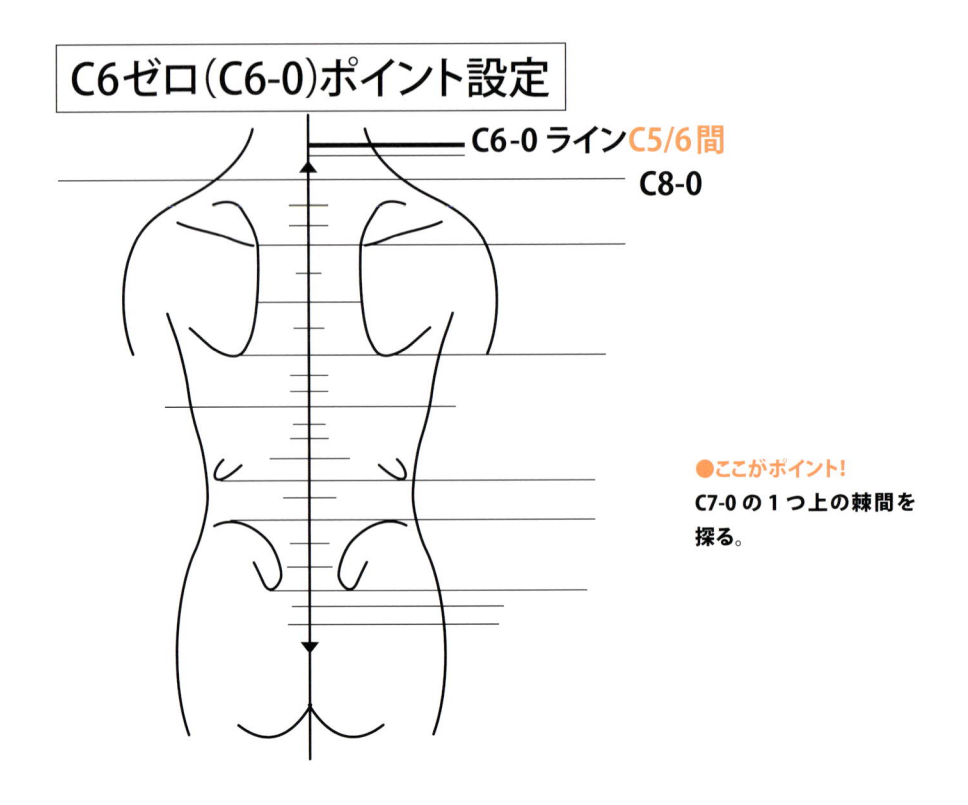

C6-0 ライン **C5/6間**
C8-0

●ここがポイント！
C7-0の1つ上の棘間を探る。

C5ゼロ（C5-0）ポイント設定

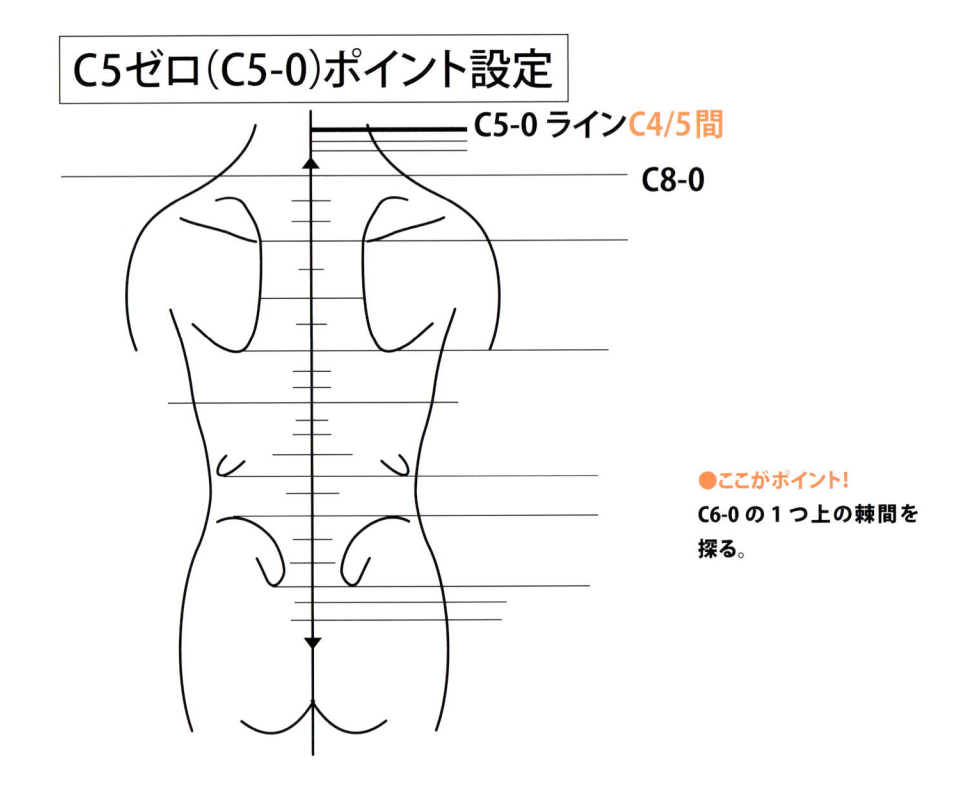

C5-0 ライン **C4/5間**
C8-0

●ここがポイント！
C6-0の1つ上の棘間を探る。

C4ゼロ(C4-0)ポイント設定

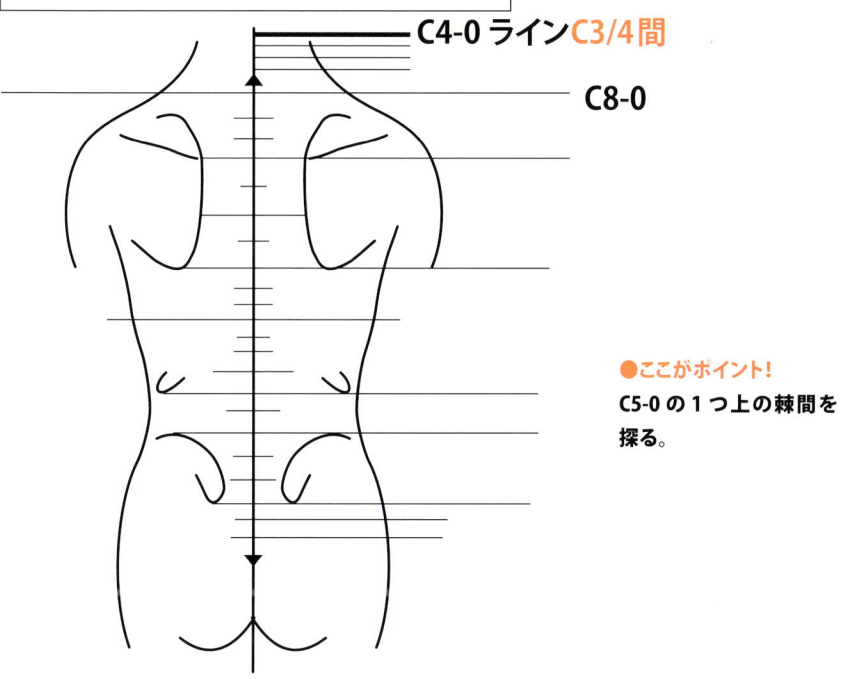

C4-0 ライン **C3/4間**
C8-0

● **ここがポイント!**
C5-0 の1つ上の棘間を探る。

C3ゼロ(C3-0)ポイント設定

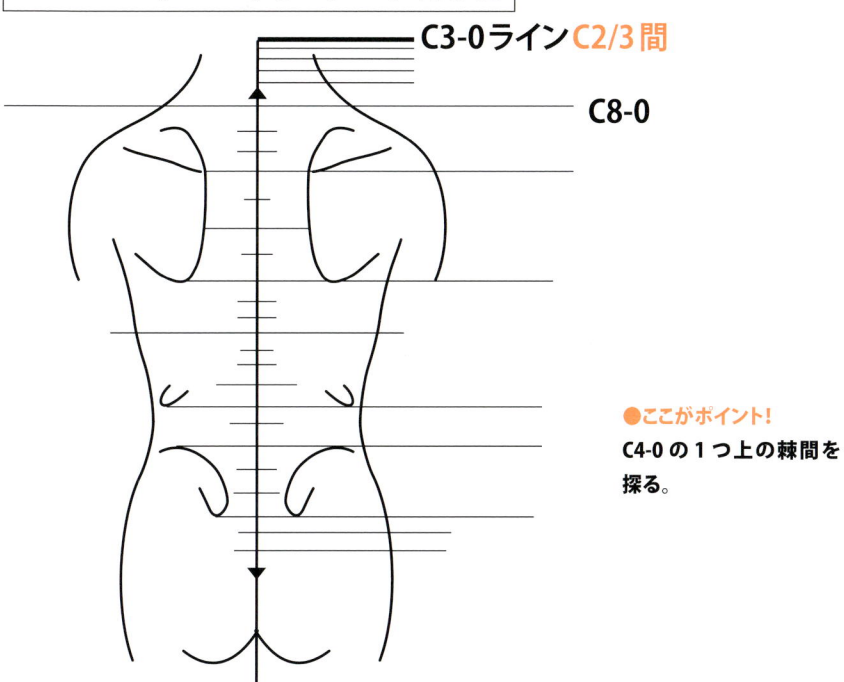

C3-0 ライン **C2/3間**
C8-0

● **ここがポイント!**
C4-0 の1つ上の棘間を探る。

Ⅳ ゼロポイント作成とラインの引き方の実際

C2ゼロ(C2-0)ポイント設定

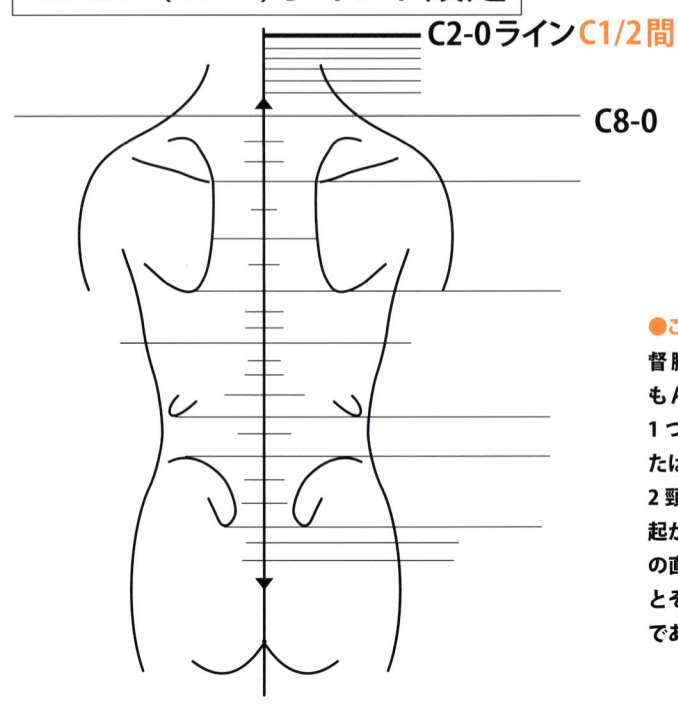

C2-0ライン **C1/2間**

C8-0

●ここがポイント！
督脈：C2-0は瘂門（あもん）に相当。C3-0の1つ上の棘間を探る。または後頭骨の下方で、第2頸椎である軸椎の棘突起が比較的大きいのでその直上の窪みを見つけるとそこが項窩つまり瘂門である。

T3ゼロ(T3-0)ポイント設定

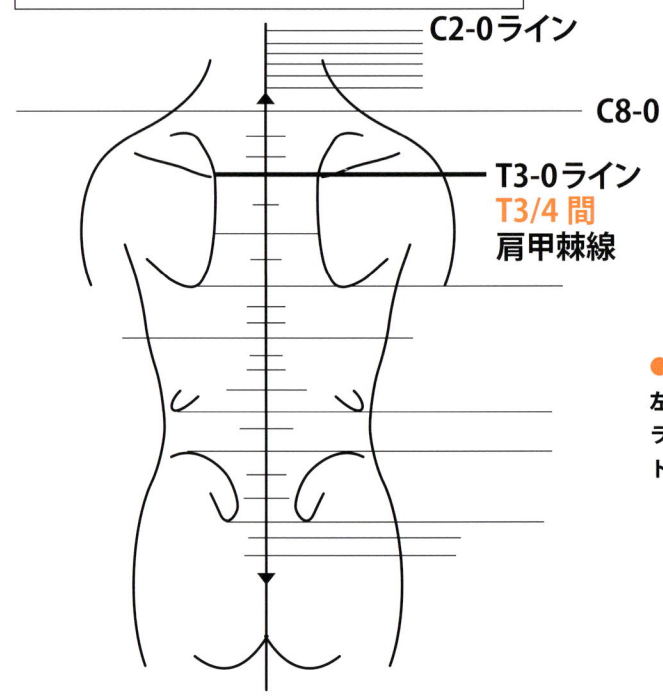

C2-0ライン

C8-0

T3-0ライン
T3/4間
肩甲棘線

●ここがポイント！
左右肩甲棘線を結びT3ラインとし、ゼロポイントでT3-0を見つける。

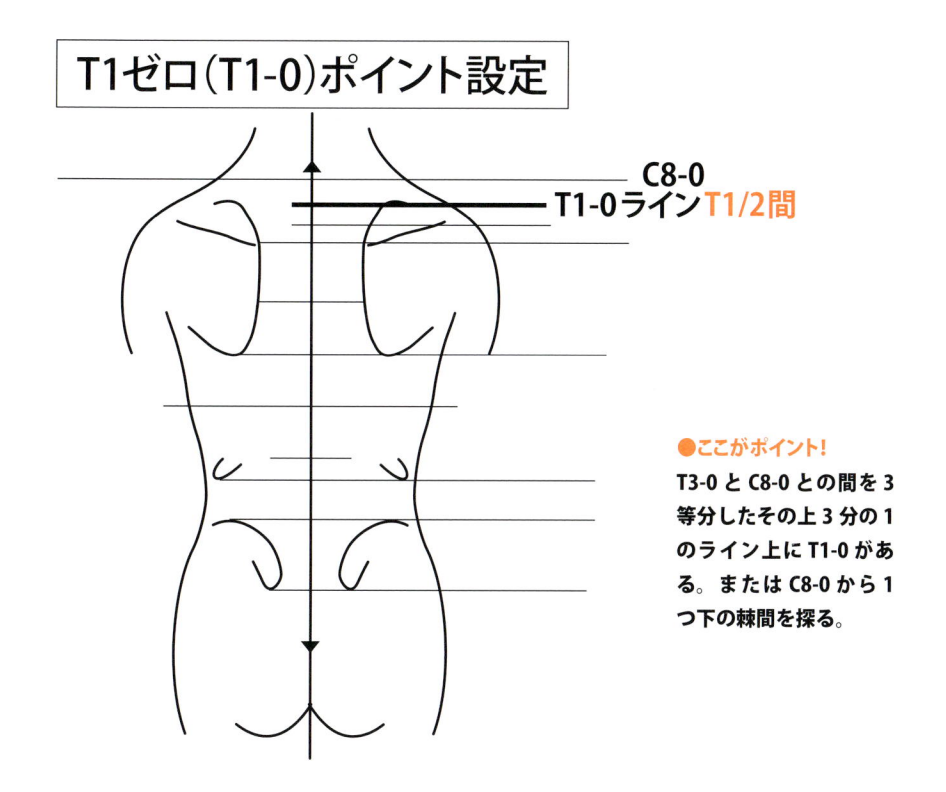

T2ゼロ(T2-0)ポイント設定

C8-0
T2-0ライン **T2/3間**

●**ここがポイント！**
T3-0とC8-0との間を3等分する。その下3分の1のラインを引けばT2-0である。

T1ゼロ(T1-0)ポイント設定

C8-0
T1-0ライン **T1/2間**

●**ここがポイント！**
T3-0とC8-0との間を3等分したその上3分の1のライン上にT1-0がある。またはC8-0から1つ下の棘間を探る。

Ⅳ　ゼロポイント作成とラインの引き方の実際

2　Tパートのゼロポイント設定　T3-T7

T7ゼロ(T7-0)ポイント設定

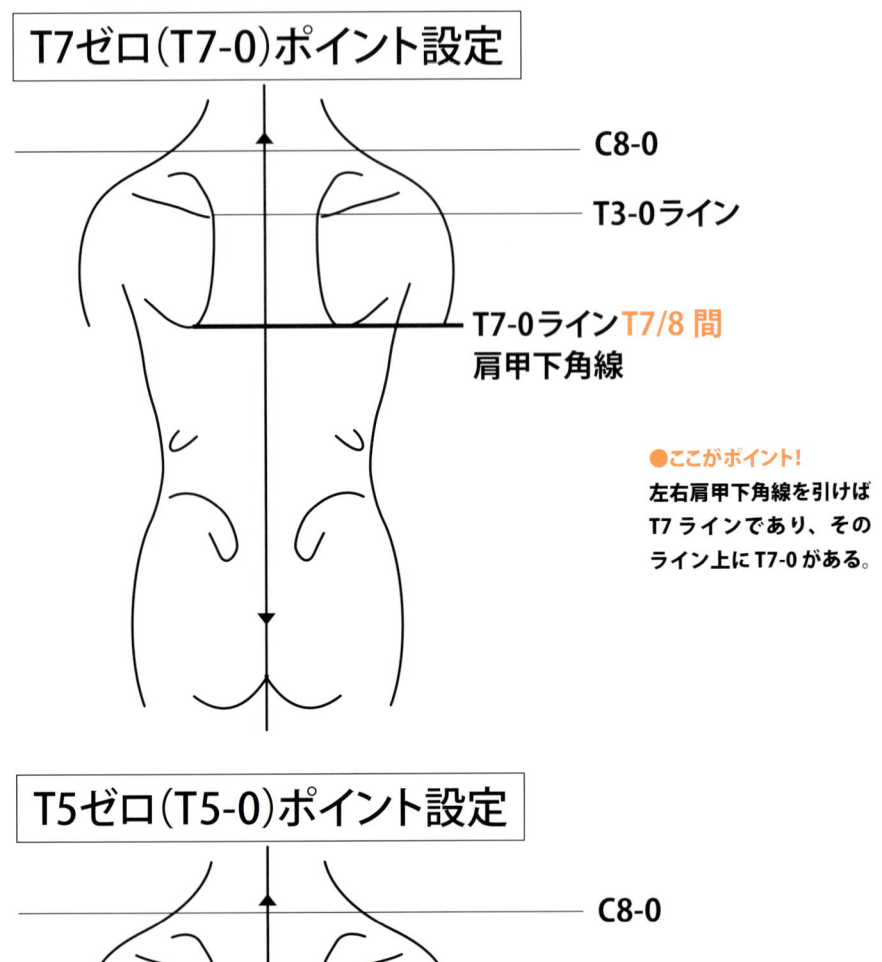

- C8-0
- T3-0ライン
- T7-0ライン **T7/8 間**
- 肩甲下角線

●**ここがポイント！**
左右肩甲下角線を引けば
T7 ラインであり、その
ライン上に T7-0 がある。

T5ゼロ(T5-0)ポイント設定

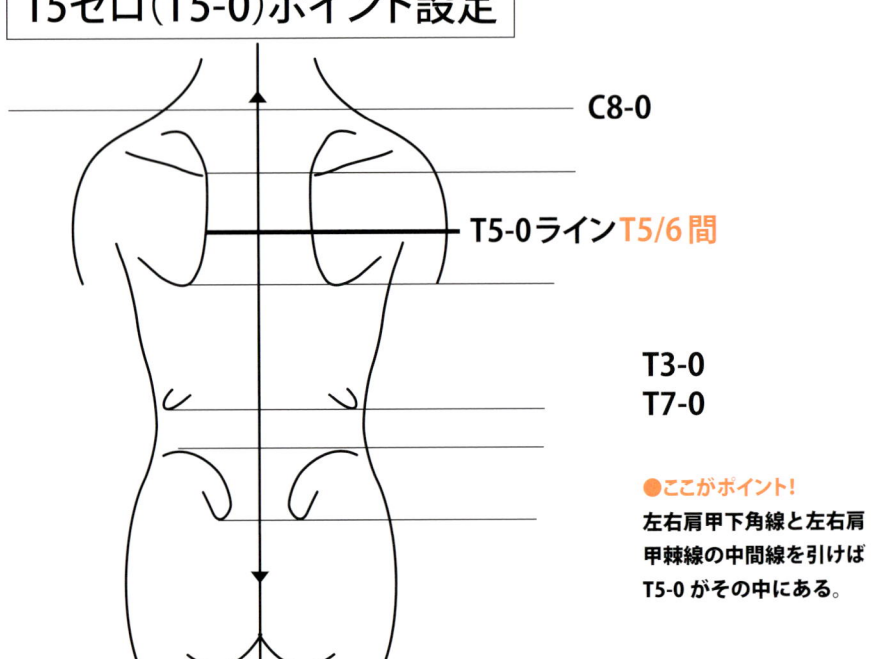

- C8-0
- T5-0ライン **T5/6 間**
- T3-0
- T7-0

●**ここがポイント！**
左右肩甲下角線と左右肩
甲棘線の中間線を引けば
T5-0 がその中にある。

T4ゼロ（T4-0）ポイント設定

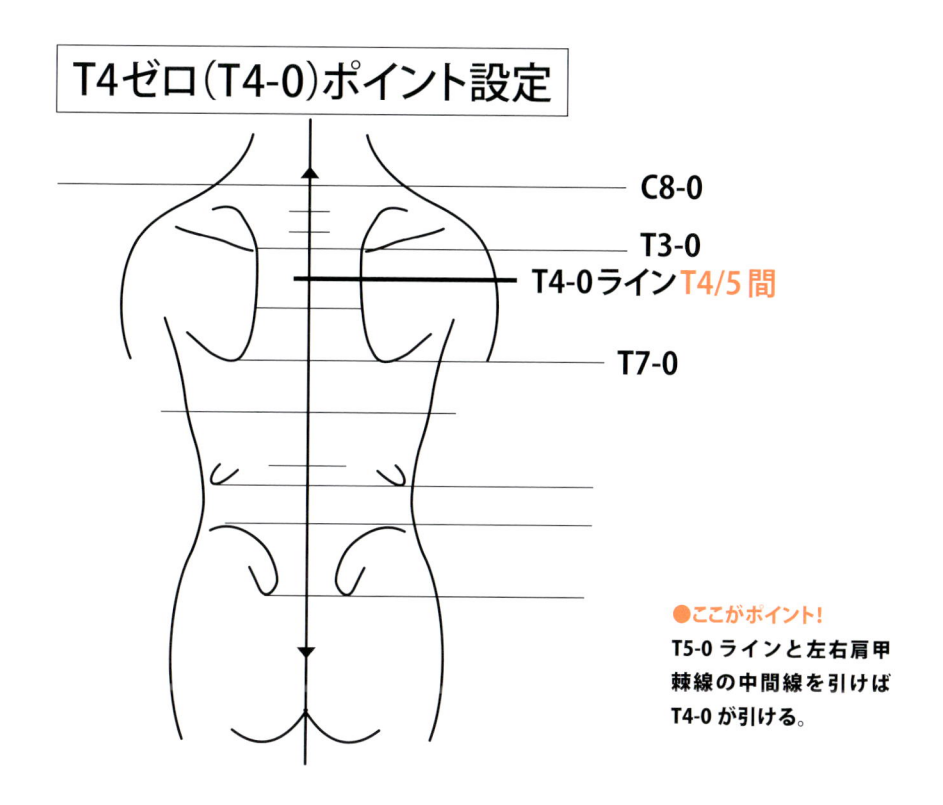

- C8-0
- T3-0
- T4-0ライン T4/5間
- T7-0

●ここがポイント！
T5-0 ラインと左右肩甲棘線の中間線を引けばT4-0 が引ける。

T6ゼロ（T6-0）ポイント設定

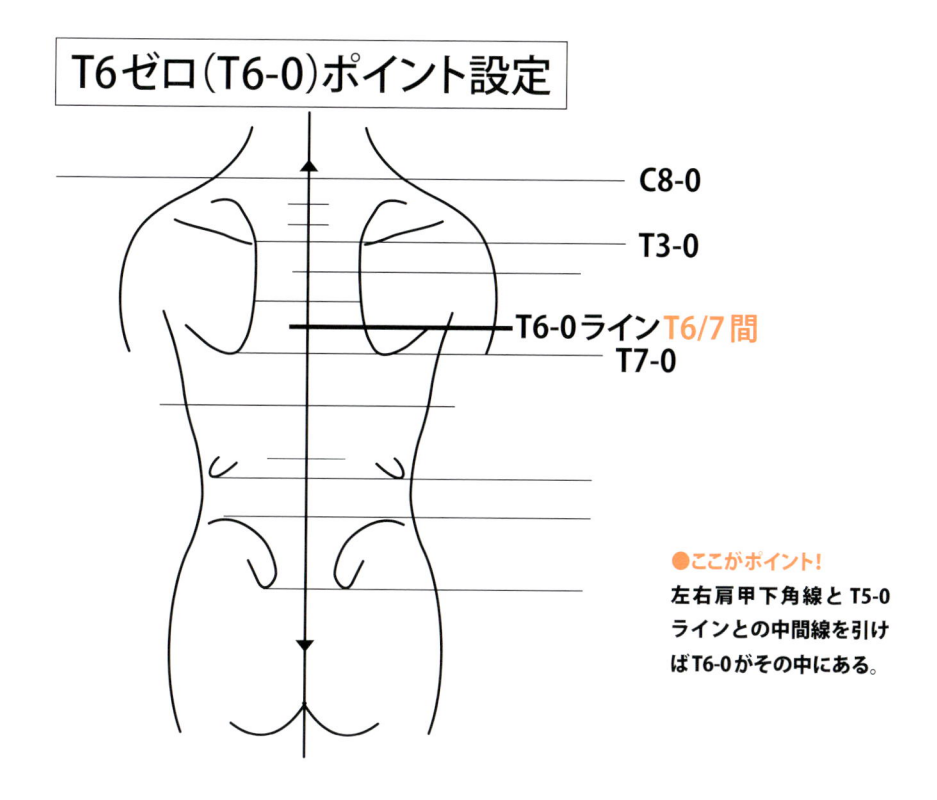

- C8-0
- T3-0
- T6-0ライン T6/7間
- T7-0

●ここがポイント！
左右肩甲下角線と T5-0 ラインとの中間線を引けばT6-0がその中にある。

3　HGパートのゼロポイント設定　T8-L2

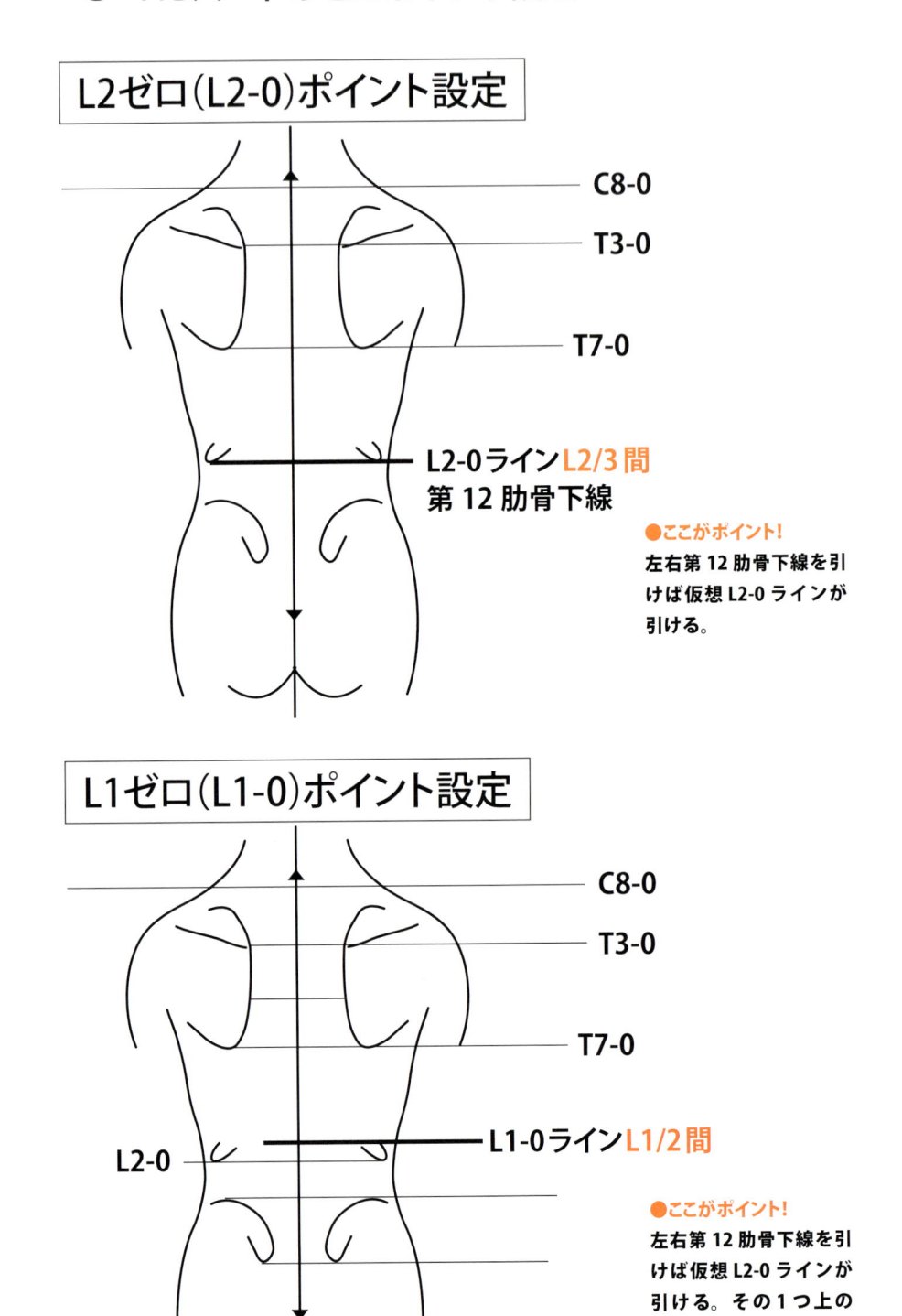

L2ゼロ（L2-0）ポイント設定

- C8-0
- T3-0
- T7-0
- L2-0ライン **L2/3間**
  第12肋骨下線

●ここがポイント！
左右第12肋骨下線を引けば仮想L2-0ラインが引ける。

L1ゼロ（L1-0）ポイント設定

- C8-0
- T3-0
- T7-0
- L2-0
- L1-0ライン **L1/2間**

●ここがポイント！
左右第12肋骨下線を引けば仮想L2-0ラインが引ける。その1つ上の棘間を探れば仮想L1-0ラインが定められる。

T10ゼロ（T10-0）ポイント設定

- C8-0
- T3-0
- T7-0
- T10-0ライン **T10/11間**
- L2-0

●ここがポイント！
左右肩甲下角線と先の仮想 L1-0 ラインの中間線を引けば仮想 T10-0 ラインが定められる。

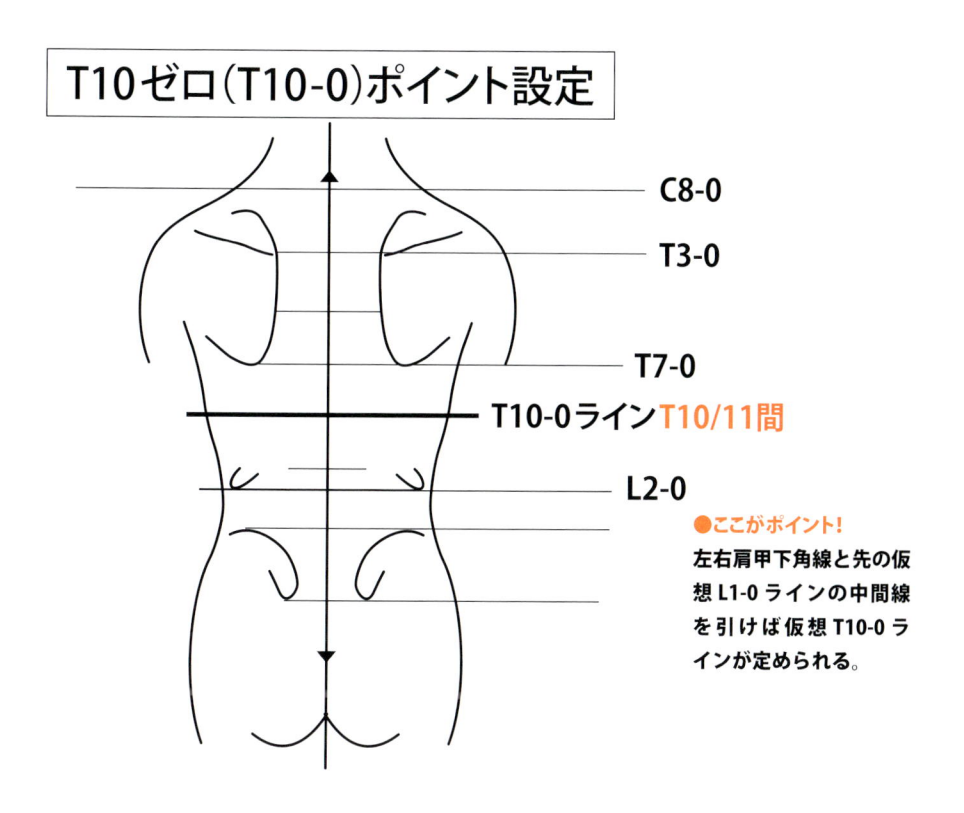

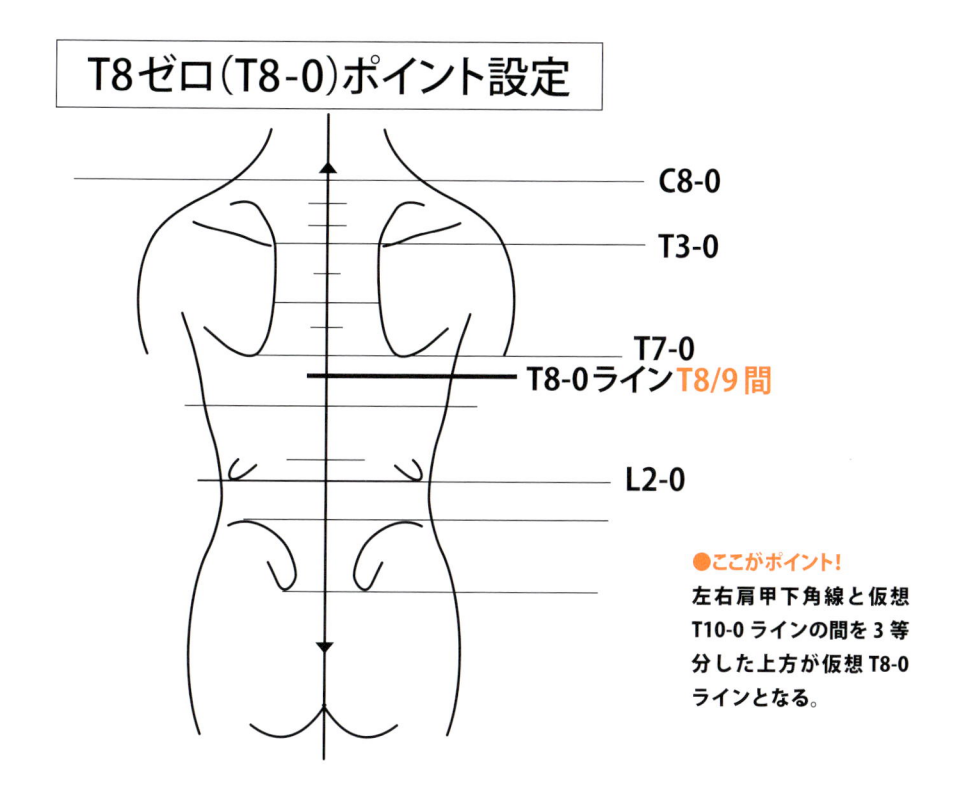

T8ゼロ（T8-0）ポイント設定

- C8-0
- T3-0
- T7-0
- T8-0ライン **T8/9間**
- L2-0

●ここがポイント！
左右肩甲下角線と仮想 T10-0 ラインの間を3等分した上方が仮想 T8-0 ラインとなる。

Ⅳ　ゼロポイント作成とラインの引き方の実際

T9ゼロ（T9-0）ポイント設定

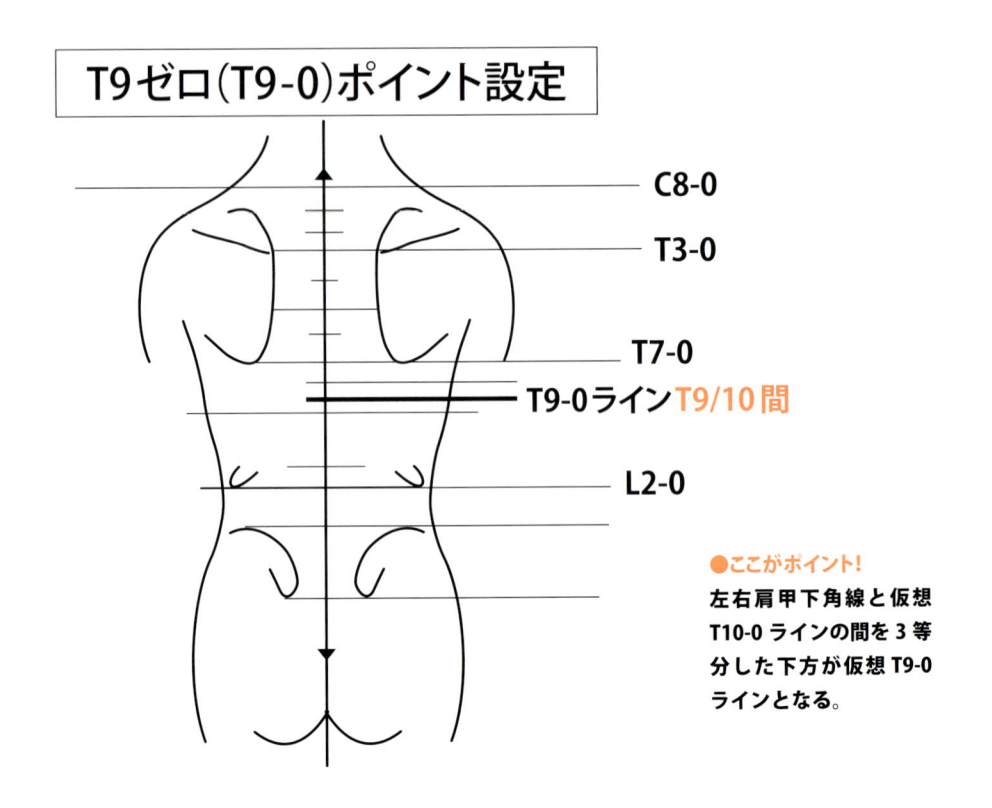

- C8-0
- T3-0
- T7-0
- T9-0ライン **T9/10間**
- L2-0

●ここがポイント！
左右肩甲下角線と仮想T10-0ラインの間を3等分した下方が仮想T9-0ラインとなる。

T11ゼロ（T11-0）ポイント設定

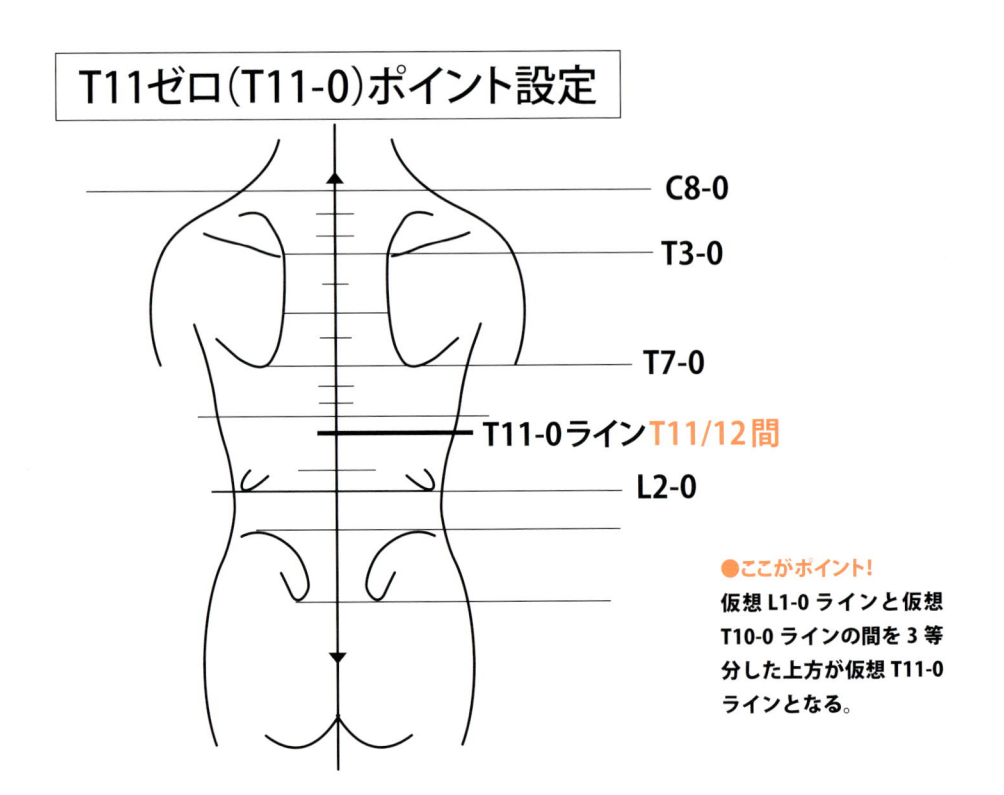

- C8-0
- T3-0
- T7-0
- T11-0ライン **T11/12間**
- L2-0

●ここがポイント！
仮想L1-0ラインと仮想T10-0ラインの間を3等分した上方が仮想T11-0ラインとなる。

T12ゼロ(T12-0)ポイント設定

C8-0
T3-0
T7-0
T12-0ライン T12/L1間
L2-0

●ここがポイント！
仮想 L1-0 ラインと仮想 T10-0 ラインの間を3等分した下方が仮想 T12-0 ラインとなる。

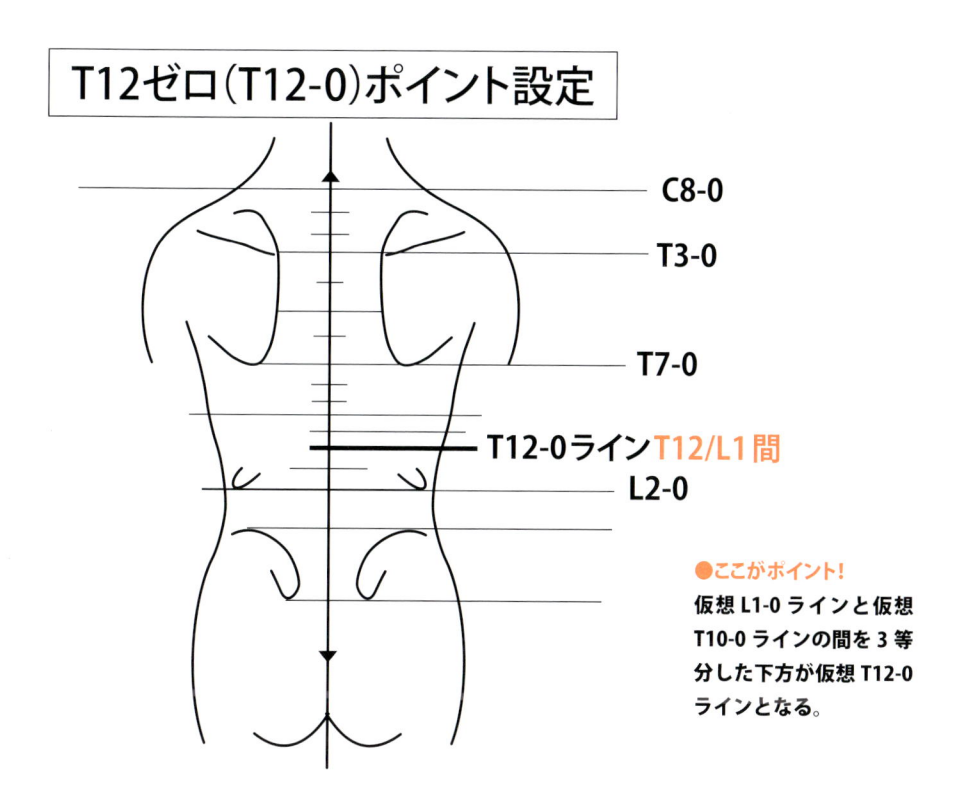

Ⅳ　ゼロポイント作成とラインの引き方の実際

4　Lパートのゼロポイント設定　L2-L4

L4ゼロ（L4-0）ポイント設定

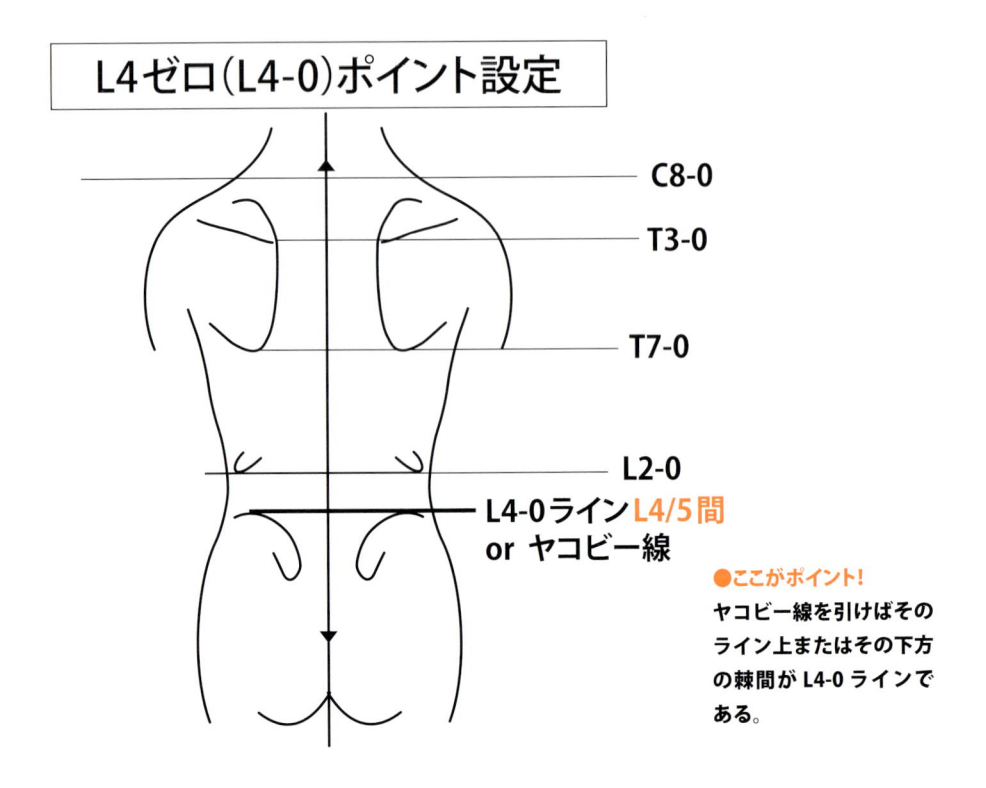

- C8-0
- T3-0
- T7-0
- L2-0
- L4-0ライン **L4/5間** or ヤコビー線

●ここがポイント！
ヤコビー線を引けばそのライン上またはその下方の棘間がL4-0ラインである。

L3ゼロ（L3-0）ポイント設定

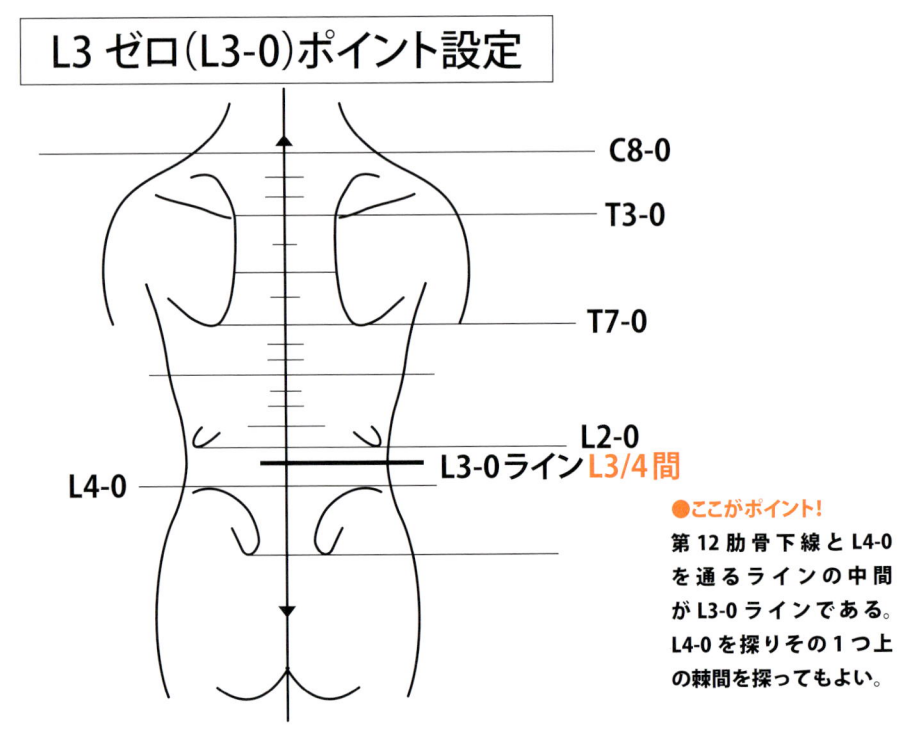

- C8-0
- T3-0
- T7-0
- L2-0
- L3-0ライン **L3/4間**
- L4-0

●ここがポイント！
第12肋骨下線とL4-0を通るラインの中間がL3-0ラインである。L4-0を探りその1つ上の棘間を探ってもよい。

5　Scパートのゼロポイント設定　L5-S4

S2ゼロ(S2-0)ポイント設定

- C8-0
- T3-0
- T7-0
- L2-0
- L4-0
- S2-0ライン S2/3間 上後腸骨棘下線

●ここがポイント！
左右上後腸骨棘下線を通るラインがS2-0ラインである。ここは次髎レベルであり、確実に確認できるレベルである。

L5ゼロ(L5-0)ポイント設定

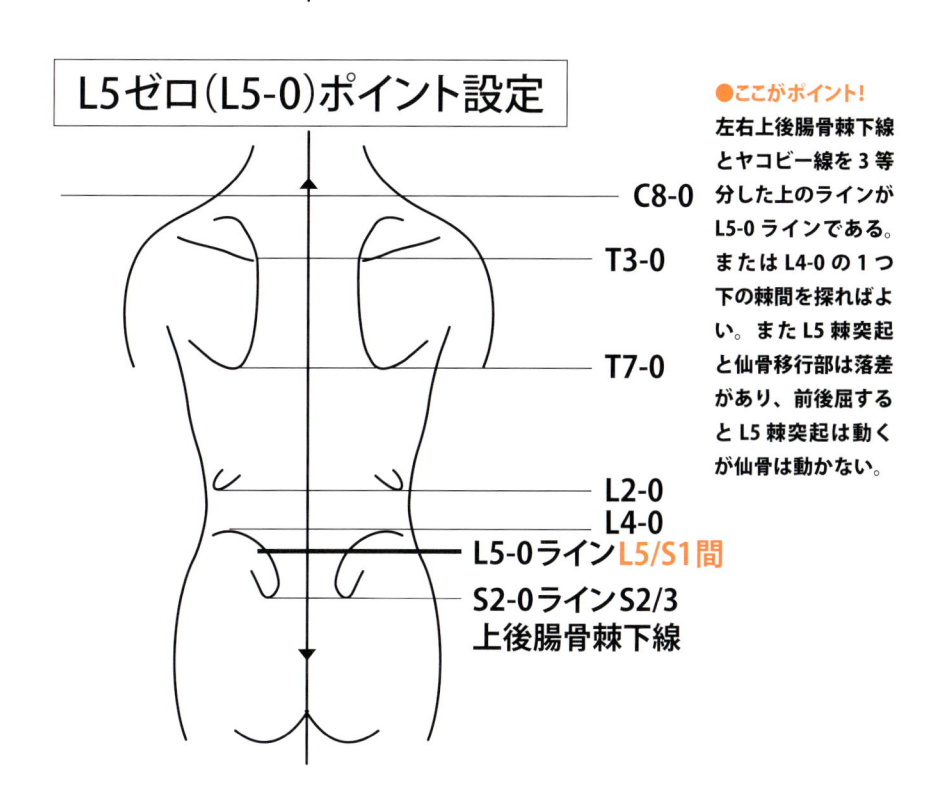

- C8-0
- T3-0
- T7-0
- L2-0
- L4-0
- L5-0ライン L5/S1間
- S2-0ライン S2/3 上後腸骨棘下線

●ここがポイント！
左右上後腸骨棘下線とヤコビー線を3等分した上のラインがL5-0ラインである。またはL4-0の1つ下の棘間を探ればよい。またL5棘突起と仙骨移行部は落差があり、前後屈するとL5棘突起は動くが仙骨は動かない。

Ⅳ　ゼロポイント作成とラインの引き方の実際

S1ゼロ(S1-0)ポイント設定

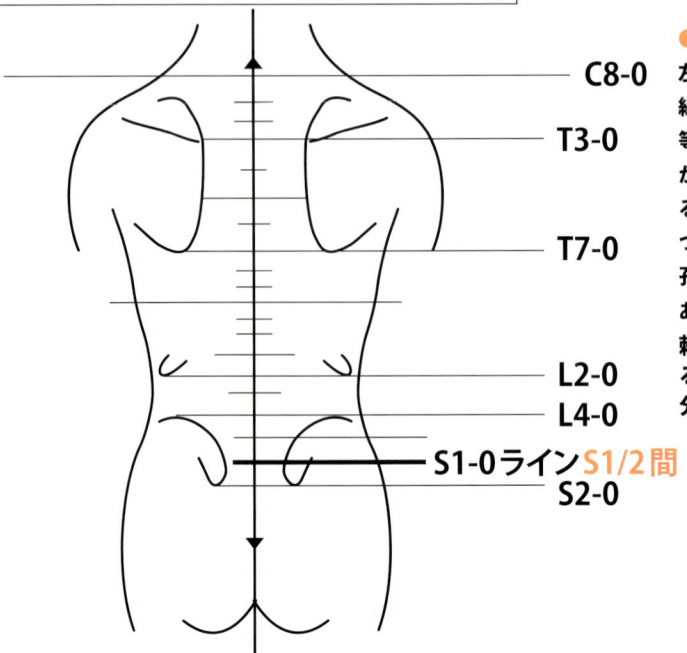

- C8-0
- T3-0
- T7-0
- L2-0
- L4-0
- S1-0ライン **S1/2間**
- S2-0

●ここがポイント!
左右上後腸骨棘下線とヤコビー線を3等分した下のラインがS1-0ラインである。または次髎の1つ上の第1後仙骨孔を見つけることである。ただし仙骨棘突起の名残である正中仙骨稜は見分け難い。

S3ゼロ(S3-0)ポイント設定

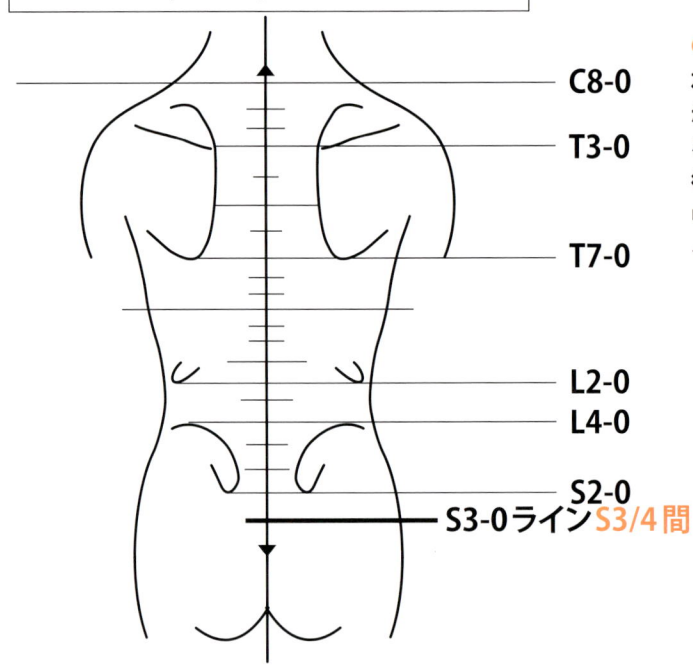

- C8-0
- T3-0
- T7-0
- L2-0
- L4-0
- S2-0
- S3-0ライン **S3/4間**

●ここがポイント!
左右上後腸骨棘下線から次髎が見つかる。その1つ下の後仙骨孔を探れば、中髎でありS3-0ラインが決まる。

S4ゼロ(S4-0)ポイント設定

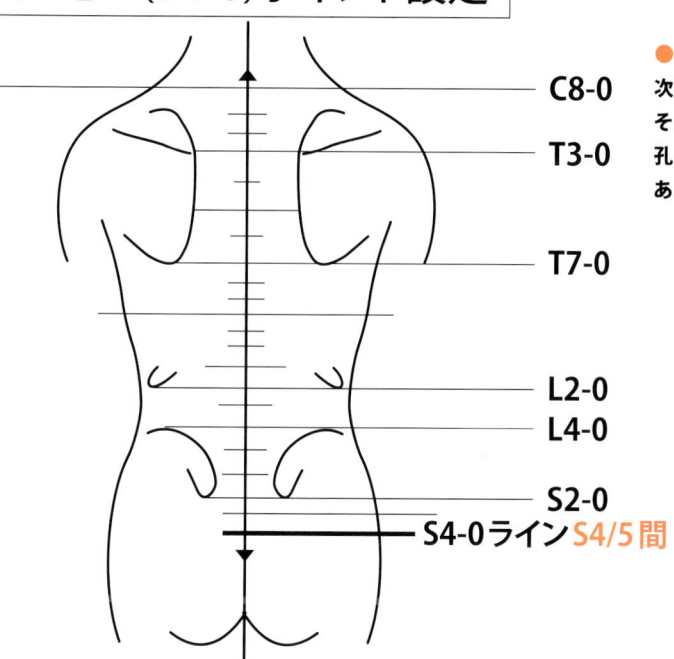

C8-0
T3-0
T7-0
L2-0
L4-0
S2-0
S4-0ライン S4/5間

●ここがポイント！
次髎、中髎、と探りその最下方の後仙骨孔がS4-0ラインである。

6 ライン2の設定（≒膀胱経第2行線）

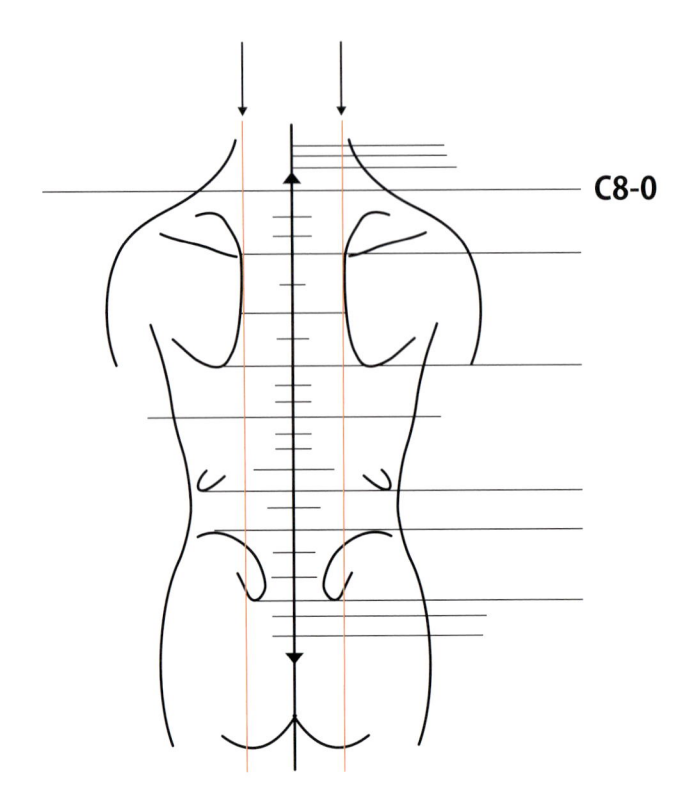

C8-0

●ここがポイント！
ライン2とは膀胱経第2行線つまり肩甲骨内縁と上後腸骨棘外縁を結ぶラインである。

7　ライン1の設定（≒膀胱経第1行線）

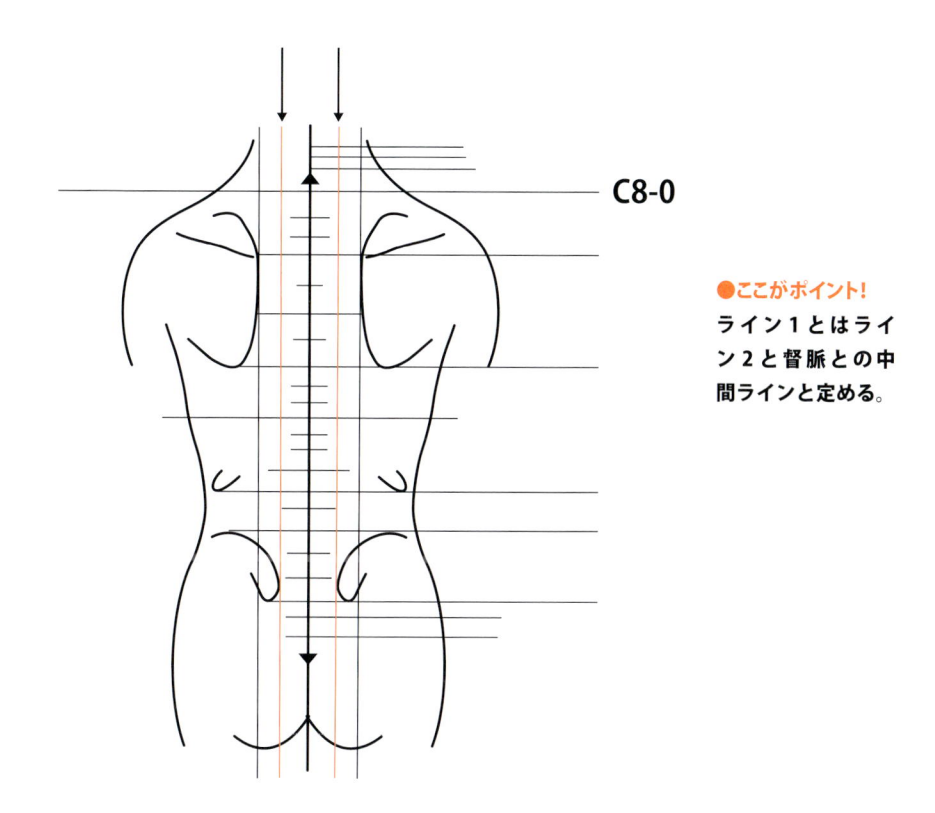

C8-0

●ここがポイント!
ライン1とはライン2と督脈との中間ラインと定める。

Ⅳ　ゼロポイント作成とラインの引き方の実際

8 ゼロポイント完成図解（再掲）

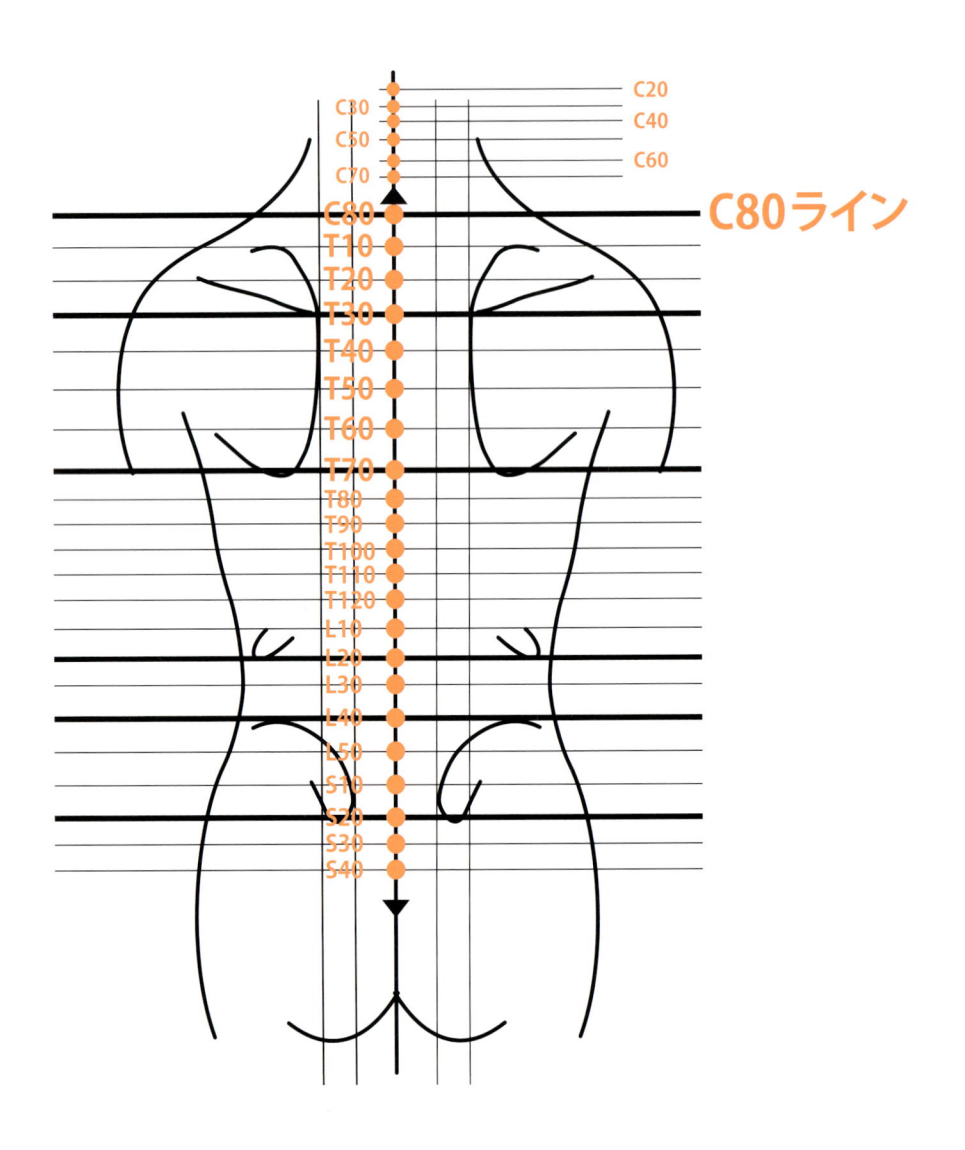

C80ライン

注：図ではゼロポイントをハイフン抜きで表示している。例、T100はT10-0に同じ。太線は基準線

● ここがポイント！
ゼロポイントは棘間にある全てのポイントの総称である。C1-0からS4-0までの全てに記号番号で命名されている。

9　ライン名称全治療点図解（再掲）

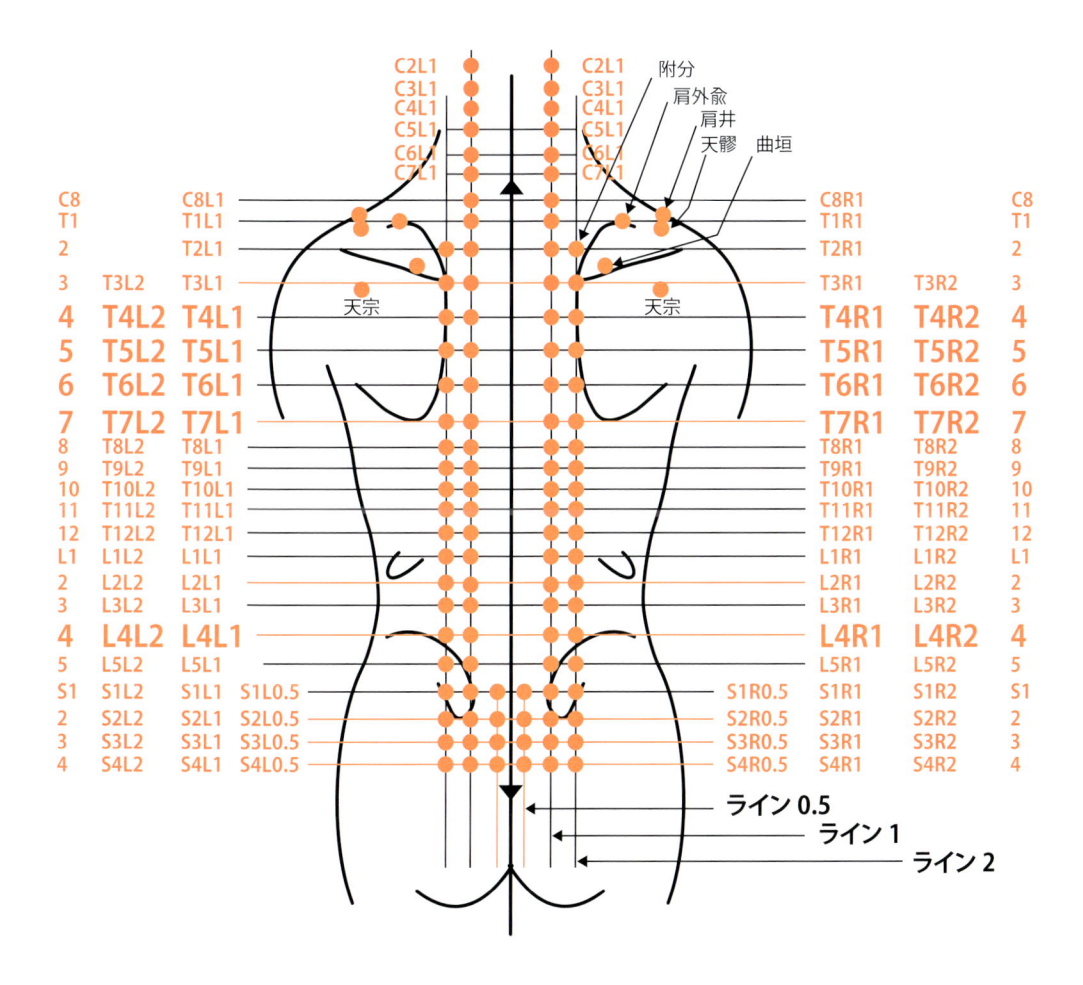

[図：背面の治療点ライン図。脊椎の左右にC2〜S4の各レベルでポイントが配置されている。

左側（外側から内側）：C8, T1, 2, 3, 4, 5, 6, 7, 8, 9, 10, 11, 12, L1, 2, 3, 4, 5, S1, 2, 3, 4
T3L2, T4L2, T5L2, T6L2, T7L2, T8L2, T9L2, T10L2, T11L2, T12L2, L1L2, L2L2, L3L2, L4L2, L5L2, S1L2, S2L2, S3L2, S4L2
C8L1, T1L1, T2L1, T3L1, T4L1, T5L1, T6L1, T7L1, T8L1, T9L1, T10L1, T11L1, T12L1, L1L1, L2L1, L3L1, L4L1, L5L1, S1L1, S2L1, S3L1, S4L1
S1L0.5, S2L0.5, S3L0.5, S4L0.5
C2L1, C3L1, C4L1, C5L1, C6L1, C7L1（脊椎両側）

右側：C2L1, C3L1, C4L1, C5L1, C6L1, C7L1
C8R1, T1R1, T2R1, T3R1, T4R1, T5R1, T6R1, T7R1, T8R1, T9R1, T10R1, T11R1, T12R1, L1R1, L2R1, L3R1, L4R1, L5R1, S1R1, S2R1, S3R1, S4R1
S1R0.5, S2R0.5, S3R0.5, S4R0.5
T3R2, T4R2, T5R2, T6R2, T7R2, T8R2, T9R2, T10R2, T11R2, T12R2, L1R2, L2R2, L3R2, L4R2, L5R2, S1R2, S2R2, S3R2, S4R2
C8, T1, 2, 3, 4, 5, 6, 7, 8, 9, 10, 11, 12, L1, 2, 3, 4, 5, S1, 2, 3, 4

指示：附分、肩外俞、肩井、天髎、曲垣、天宗
ライン 0.5、ライン 1、ライン 2]

C5L2・C5R2	肩井
C6L2・C6R2	天髎
C7L2・C7R2	肩外俞
C8L2・C8R2	曲垣
T1L2・T1R2	附分
T2L2・T2R2	天宗

●ここがポイント！

ライン 1、ライン 2 上にあるポイントは全て、各々番号 1、2 で表記し、右は R、左は L と記す。ただし Sc パートには上髎（S1）から下髎（S4）のラインを別にとるライン 0.5 を設定し番号 0.5 と表記する。附分は平面図上では T2R2（T2L2）上に位置しているように見えるが、人体ではデルマトームは実際斜め下に向かい走行しているので 1 つ上のデルマトーム上に存在するものとして分類した。天宗も同様である。

Ⅳ　ゼロポイント作成とラインの引き方の実際

V

三叉神経核性支配部内各パート手技と解説

1　三叉神経核性分布とデルマトームC2との相関図

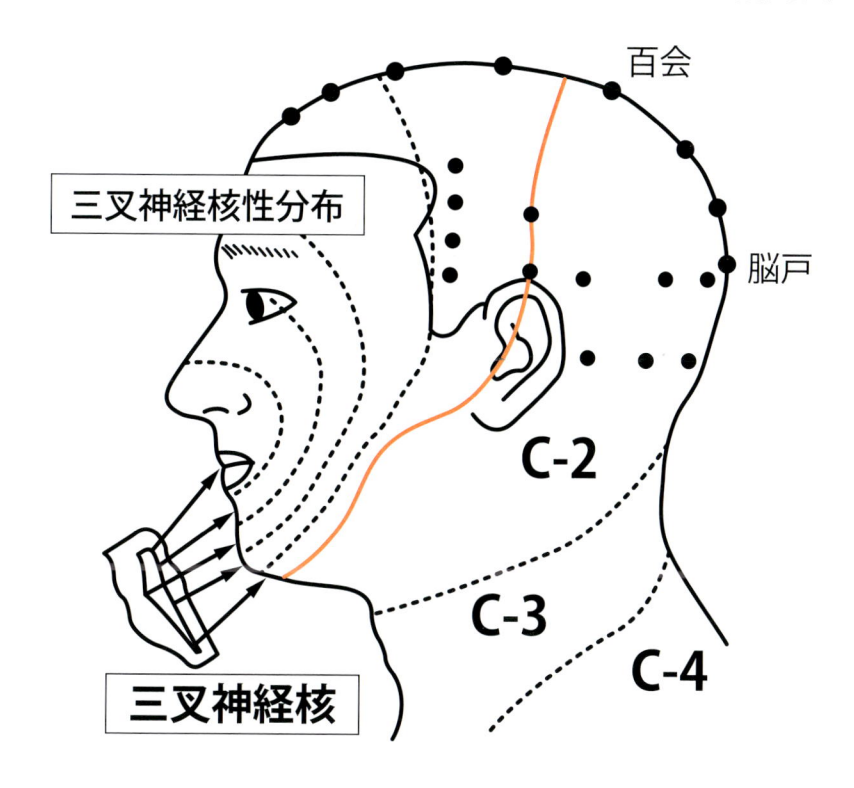

百会

脳戸

三叉神経核性分布

C-2

C-3

C-4

三叉神経核

2　脳幹部三叉神経核と顔面部三叉神経核性分布との関係詳細
　　……顔面デルマトーム（Tr1/2/3/4/5）と呼ぶ

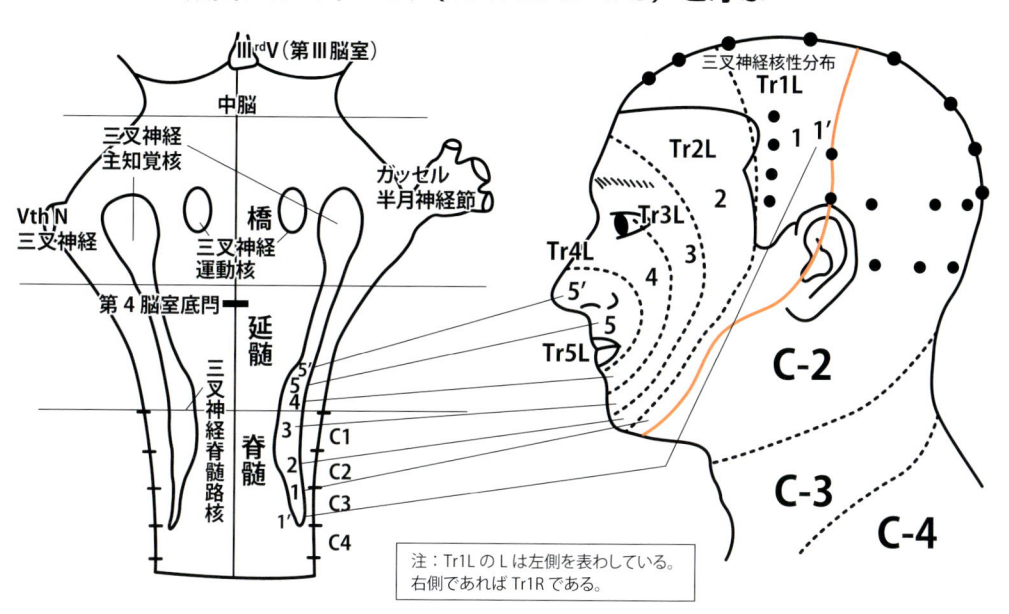

Ⅲrd V（第Ⅲ脳室）

中脳

三叉神経主知覚核

橋

ガッセル半月神経節

VthN 三叉神経

三叉神経運動核

第4脳室底門

延髄

三叉神経脊髄路核

脊髄

C1
C2
C3
C4

三叉神経核性分布
Tr1L
Tr2L
Tr3L
Tr4L
Tr5L

C-2

C-3

C-4

注：Tr1L の L は左側を表わしている。
右側であれば Tr1R である。

出典：CORRELATIVE NEUROSURGERY（E. A. KAHN 1969, THOMAS）

3 眼パート＝Eye-P (Eye part)
　鼻パート＝No-P (Nose part)
　口腔パート＝O-P (Oral part) 全ての治療点名称

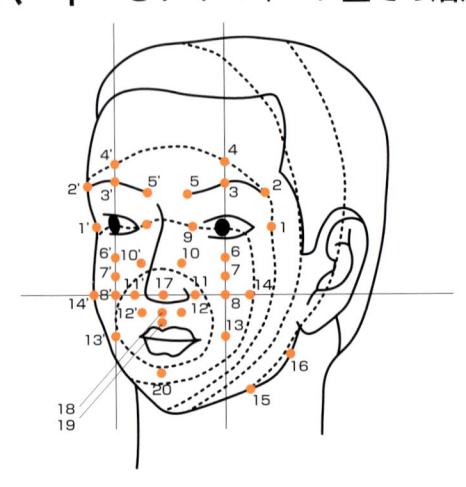

刺激 No. 左	経穴名	神経名	刺激 No. 右
1	瞳子髎	Ⅱ枝・頬骨神経	1'
2	糸竹空	Ⅰ枝・眼窩上神経	2'
3	魚腰	同上	3'
4	陽白	同上	4'
5	攢竹	Ⅰ枝・滑車上神経	5'
6	承泣	Ⅱ枝・眼窩下神経	6'
7	四白	同上	7'
8	巨髎	同上	8'
9	睛明	Ⅰ枝・滑車上神経	9'
10	鼻穿	Ⅱ枝・眼窩下神経	10'
11	迎香	同上	11'
12	禾髎	同上	12'
13	地倉	Ⅲ枝・頤神経	13'
14	顴髎	Ⅱ枝・眼窩下神経	14'
15	大迎	Ⅲ枝・頤神経	15'
16	頬車	同上	16'
17	素髎	Ⅱ枝・眼窩下神経	―
18	水溝	同上	―
19	兌端	同上	―
20	承漿	Ⅲ枝・頤神経	―

4 ①眼パートの治療点と概説

刺激No.左	経穴名	呼び名	刺激No.右
1	瞳子髎	どうしりょう	1'
2	糸竹空	しちくくう	2'
3	魚腰	ぎょよう	3'
4	陽白	ようはく	4'
5	攢竹	さんちく	5'

刺激No.左	経穴名	呼び名	刺激No.右
6	承泣	しょうきゅう	6'
7	四白	しはく	7'
8	巨髎	こりょう	8'
9	睛明	せいめい	9'

■概　説

- 全ての眼疾患の治療点である。
- 創案以来、現在でもこの9つの経穴は1つも欠かさず刺激している。
- 施術直後の反応として、視野が明るくなった、はっきり見える、目元がスッキリした、重たい感じが改善した、小顔になった、眼が潤む（涙が出る人もある）などがある。
- 緑内障の症例では、長期的にも眼圧の低下で効果を確認できる。
- もちろん、変化のない人もあるが、それだけで効果がないとはいえないので、最初のころは、施術回数を4回から8回くらいをめどに行って、以後の施術継続の可否を判断するようにしている。

②眼パート＝Eye-P（Eye part）の手技の実際

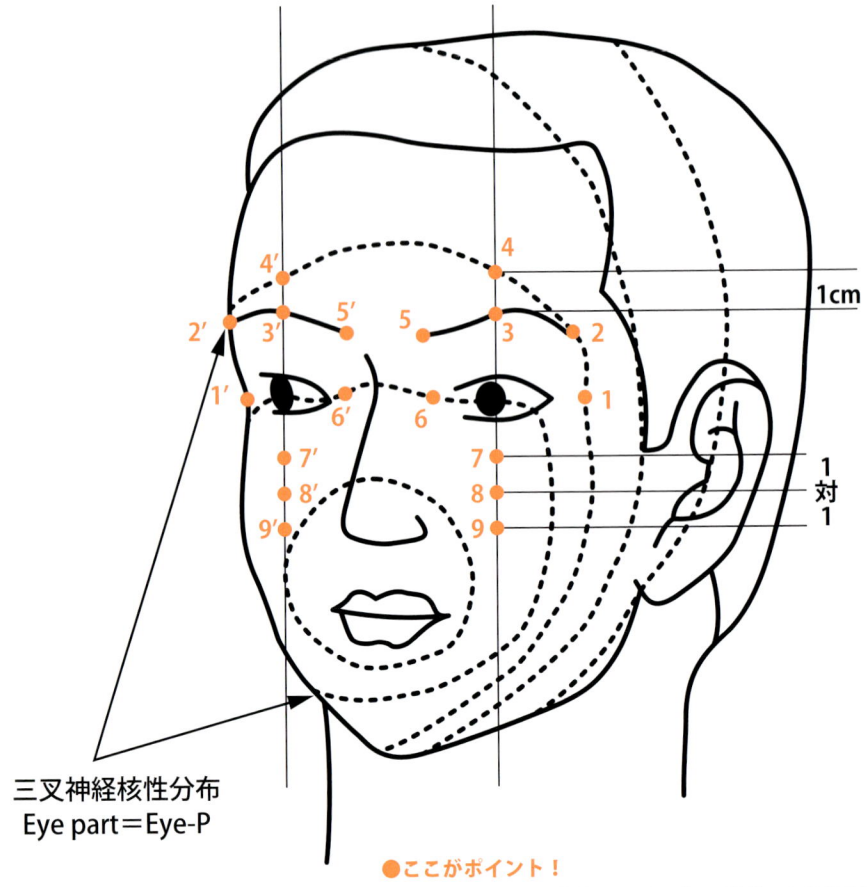

三叉神経核性分布
Eye part＝Eye-P

●ここがポイント！

4, 3, 7, 8, 9は瞳孔のライン上に並ぶ。1は外眼角後方の窪み、2、5は眉毛の内側端と外側端。6は内眼角の内方約2mmあたりの陥中に取る。7は下眼窩下縁。9は鼻翼下縁の高さ。8は7と9の2等分線上にとる。

<施術の実際>

- 筆者は次のような順序で行っている。
- 右 No1 → 2 → 3 → 4 → 5 → 次いで左に移り 5' → 3' → 4' → 2' → 1' → 7 → 8 → 9 → 7' → 8' → 9' → 6' → 6 というように、動きやすい流れを注意しながら施術している。
- これは各個人で自分流のやり方を身につけて、手際よく終了できるように施術することである。顔の皮膚は繊細であり、先の尖ったセッシでは点状の出血を経験することがある。
- 特にステロイドを使ったことのある皮膚炎の人には皮膚が脆くなっているので注意が必要である。
- 眼を開けて施術を受ける人がいるが、閉じるように指示して行う方がよい。
- 理由は、直後の開眼時の反応を聞き出すためにも、閉じて行うことである。

5　鼻パート＝No-P (Nose part)
口腔パート＝O-P (Oral part) の治療点と概説

刺激 No. 左	経穴名	呼び名	刺激 No. 右
10	鼻穿	びせん	10'
11	迎香	げいこう	11'
12	禾髎	かりょう	12'
13	地倉	ちそう	13'
14	顴髎	けんりょう	14'

口腔パート (Oral part＝O-P)：
鼻パートに大迎、頬車の経穴を加えた領域を言う

刺激 No. 左	経穴名	呼び名	刺激 No. 左
15	大迎	だいげい	15'
16	頬車	きょうしゃ	16'

刺激 No.	督脈経穴名	呼び名
17	素髎	そりょう
18	水溝	すいこう
19	兌端	だたん

刺激 No.	任脈経穴名	呼び名
20	承漿	しょうしょう

■概　説

- 花粉症などの鼻疾患、蓄膿症などの副鼻腔疾患、口唇・歯茎などの口腔疾患（痺れ、痛みなど）、末梢性顔面神経麻痺（ベル麻痺）、半側顔面痙攣、三叉神経痛、脳幹部疾患（脳幹梗塞、小脳変性疾患）、パーキンソン病及びパーキンソン病関連疾患、神経難病疾患、構音障害、高血圧など脳幹部と関わる疾患などに施術を行ってきた。
- この 10 個の経穴は今でも 1 つも欠かさずに施術している。
- ただし、口腔疾患や脳幹部疾患以外では大迎、頬車は省くことがある（つまり No − P のみで終わる）。

鼻パート＝No-P (Nose part)
口腔パート＝O-P (Oral part) の手技の実際

＜施術の実際＞

- 筆者の行う施術順序は以下の通りである。10'→ 10 → 11'→ 11 → 18 → 19 → 12'→ 12 → 13'→ 13 → 20 → 17 → 14'→ 14 → 15 → 16 → 15'→ 16'
- ソフトなタッチで軽やかに行わないと、苦痛を与えることになる。
- まれだが、痛みを訴える患者もいるが、そうだからといって今までに拒否された例はない。
- 鼻閉などはその場で改善することを確認できることが多い。
- ソフトなタッチを求める為に、セッシを持つ手の残りの指（薬指など）を、顔の皮膚にあててクッションとして使用すれば施術しやすい。

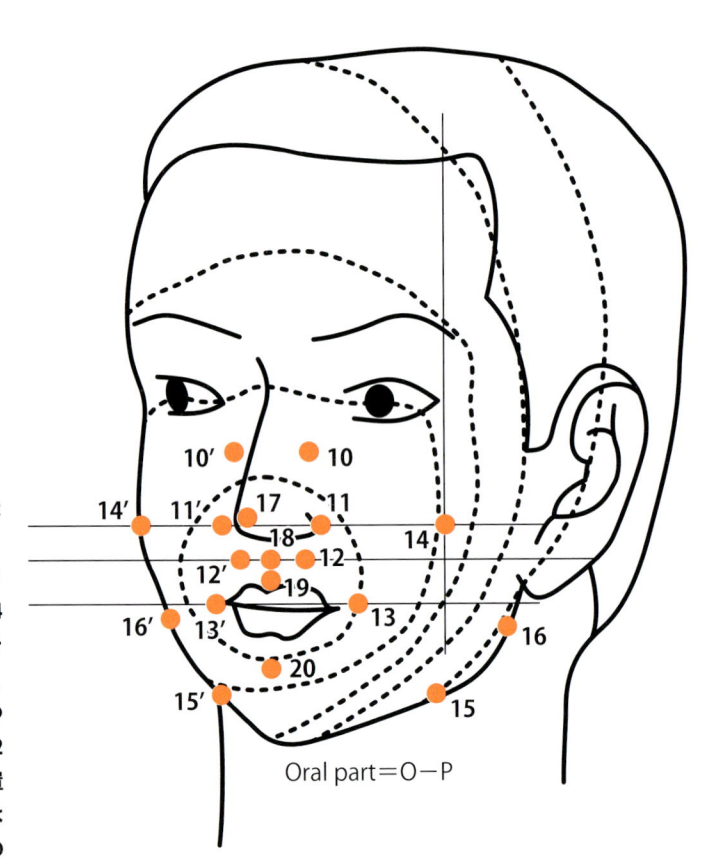

●**ここがポイント！**
筆者の取るポイントの目安は以下の通りである。
10 は 6（睛明）と 11（迎香）の中央あたり、また 11 と 14 は水平線での同じレベル。そして 14 は外眼角のライン。13 は 7, 8、9 のライン上、つまり瞳孔の直下にあたる。12 は正中より約 1cm 外方の位置にある。17, 18, 19, 20 は正中線上にある。18 は人中の真ん中、19 は人中の下端、20 は下唇とオトガイの中央あたりにとる。

Oral part＝O－P

6 耳パート＝Ear-P (Ear part) の治療点・手技・概説

①②耳輪＆対輪からのリンパ管　③外耳道からのリンパ管
④⑤⑥耳介の上及び中部のリンパ管　⑦⑧⑨耳垂のリンパ管

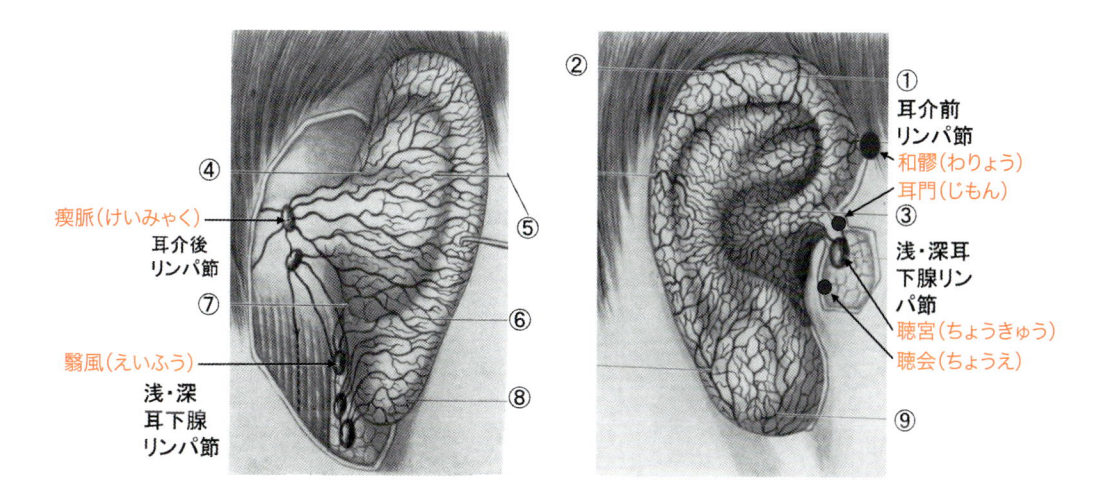

瘈脈(けいみゃく)
耳介後リンパ節
翳風(えいふう)
浅・深耳下腺リンパ節

耳介前リンパ節
和髎(わりょう)
耳門(じもん)
浅・深耳下腺リンパ節
聴宮(ちょうきゅう)
聴会(ちょうえ)

出典：『日本人体解剖学』金子丑乃助（南山堂）

■概　説

- 主に耳鳴り、難聴、めまいに対する施術パートである。
- この2年半で40例以上の耳鳴り症例を経験したが、耳鳴りは早期に改善する例もあるが反応は多様である。
- また難聴長期例の改善は難しい（補聴器使用のためか？）。
- 『無血刺絡の臨床』を上梓したころまでは電子鍼も併用して使っていたが、その後は無血刺絡のみで治療を行っている。

＜治療の実際＞

- 刺激点は、それぞれが耳介周囲リンパ節の存在している部位であり、和髎、耳門、聴宮、聴会、瘈脈、翳風の5つの経穴を刺激している。
- 刺激回数は『無血刺絡の臨床』を上梓するまでは1カ所複数回の反復刺激を行っていたが、この2年間では単回のみの刺激に変えて行ってきた。これについては、単回効果と複数回効果の差は明らかではない。しかし、今振り返ると前半の複数回の方が効果的だったように思っており、再び複数回刺激を試みることも考えている。

VI

無血刺絡局所髄節刺激療法手技と解説

1 膝パート＝K-P (Knee part) の手技と概説

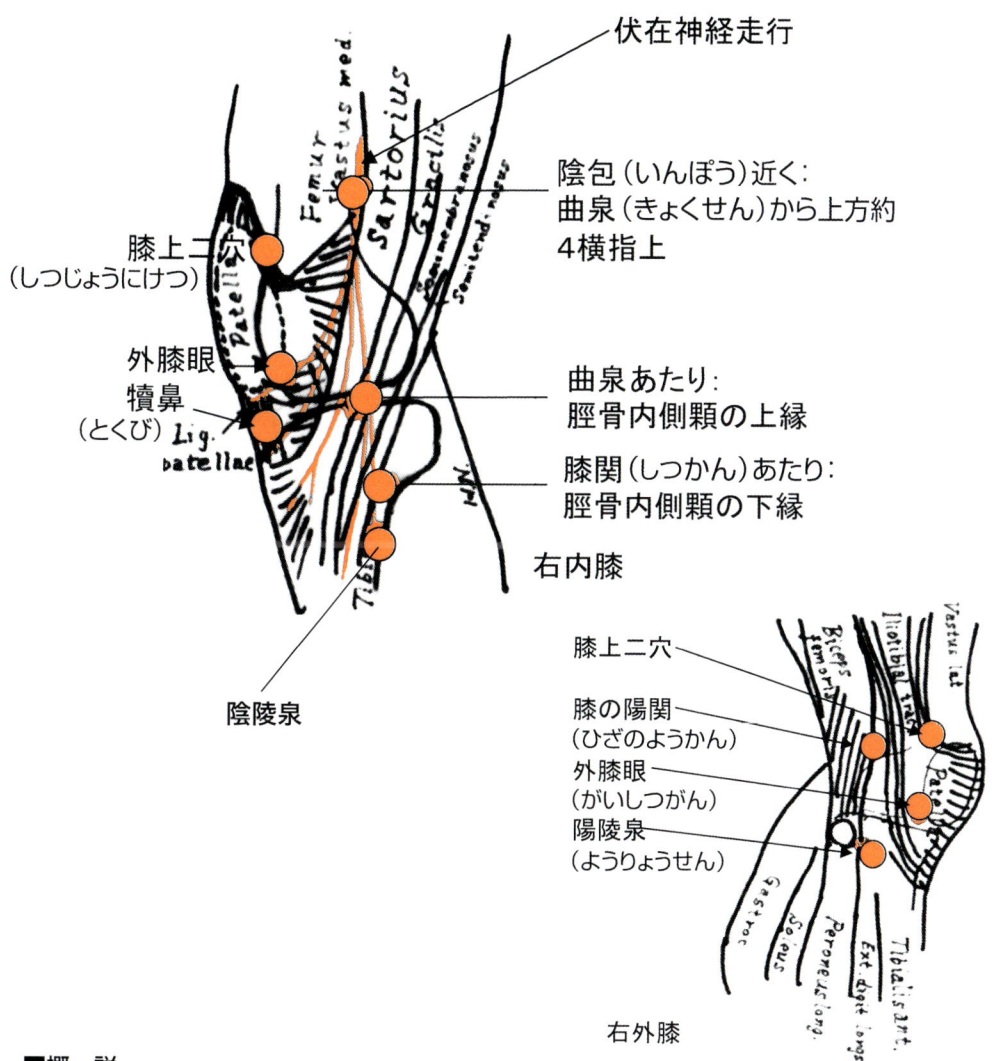

伏在神経走行

陰包（いんぽう）近く：
曲泉（きょくせん）から上方約4横指上

膝上二穴（しつじょうにけつ）

外膝眼
犢鼻（とくび）

曲泉あたり：
脛骨内側顆の上縁

膝関（しつかん）あたり：
脛骨内側顆の下縁

右内膝

陰陵泉

膝上二穴
膝の陽関（ひざのようかん）
外膝眼（がいしつがん）
陽陵泉（ようりょうせん）

右外膝

■ 概　説

　膝の痛みの見分け方として、曲泉（内側関節裂隙）のみの圧痛であれば膝関節炎・変形性膝関節症の疑いがあり、伏在神経ニューロパシーの痛みは陰包→曲泉→膝関→陰陵泉へと流れる圧痛の有無で見分けている。外膝の大腿骨と腓骨の間（外側関節裂隙）に圧痛のある例は少ない。膝痛には他に総腓骨神経ニューロパシーがある。

＜施術の実際＞

　曲泉への単発刺激で効果が出れば膝関節症であり、陰包から陰陵泉への流れで治療がうまくいけば伏在神経ニューロパシーと見分け治療している。どちらか判別できないときは上図の全ての治療点を施術すればよい。経験上、外膝の治療点の利用は非常に少ない。

Ⅵ　無血刺絡局所髄節刺激療法手技と解説

2 脛骨神経パート＝Ti-P (Tibial part) の手技と概説

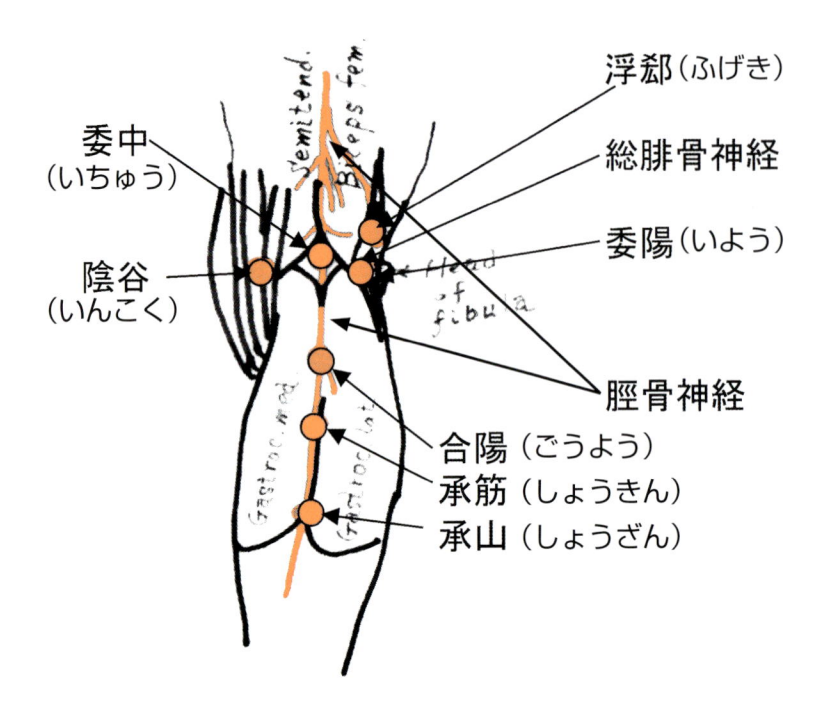

委中（いちゅう）
陰谷（いんこく）
浮郄（ふげき）
総腓骨神経
委陽（いよう）
脛骨神経
合陽（ごうよう）
承筋（しょうきん）
承山（しょうざん）

右膝窩部

■概　説
- このパートは主に、下腿痙攣、下腿浮腫、下腿後部筋肉痛、静脈瘤などの治療に使われる。
- 施術後には多くの例で、軽くなったという感想が聞かれることが多い。
- 経穴では浮郄、委陽、委中、陰谷、合陽、承筋、承山のあたりに相当する。

＜施術の実際＞
- 総腓骨神経上の経穴では特に、委陽、浮郄あたりが重要でここの刺激に加え、腓骨頭を巡る刺激を加えて総腓骨神経ニューロパシー（下腿総腓骨神経領域の痺れや drop foot など）の治療を行うのに役立つ。この疾患の症状はしゃがみ難いという訴えであり、膝関節症との鑑別になる。
- 下腿に関わる症状は、ここに記載している全ての経穴を利用して効果的だが、あくまでも脛骨神経、総腓骨神経の神経走行上の皮膚を刺激しているのだ、という意識のもとに無血刺絡を行うことが肝要であると思っている。

3　足パート＝F-P (Foot part) の手技と概説

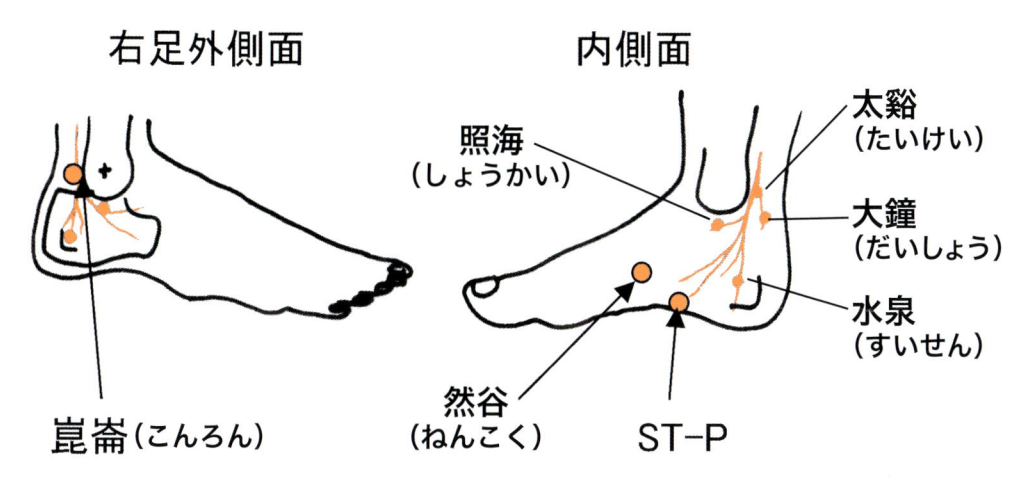

右足外側面
- 崑崙（こんろん）

内側面
- 太谿（たいけい）
- 大鐘（だいしょう）
- 水泉（すいせん）
- 照海（しょうかい）
- 然谷（ねんこく）
- ST-P

然谷：内果の前下方で舟状骨と第1楔状骨との間の陥凹部。ここは咽喉頭部の症状緩和にも役立つ。

■概　説

- このパートは足関節の内と外に分けて治療点を取ってある。内側が最も大事で、足裏の痺れを中心とする治療に使っていた。使っていた、と過去形で表現したのは、後に述べる足底神経ポイントの発見で、治療上、このパートと足底神経ポイントは不可分のものになったからである。特に足底神経ポイントの中でもST－P（芝山ポイント、後述）が特に大事で、ここのポイントは現在ではほとんど使っている。
- 外側の腓腹神経領域の治療は『無血刺絡の臨床』の中でも述べたように、崑崙を使う治療は非常にまれであった。
- 内側の経穴は太谿、水泉、大鐘、照海である。外側は崑崙のみである。
- 足裏の痺れの病変には梨状筋症候群が最も多く、あとは糖尿病性、中毒性（抗ガン剤などの薬剤、アルコール）、尿毒症性、腰椎病変の手術後例、足根管症候群などが経験した例である。いずれも難治例が多く、足裏の痺れは1年以上たっても改善しない症例が結構ある。それは歩行することによる疲労と、冷えの影響を受けやすく、血流障害をきたしやすいからではないかと考えている。
- 然谷も重要なポイントとして加えるようにしているが、特に咽喉頭病変には著効を示す例が多い（渡邊裕著『医家のための分かりやすい鍼治療』金芳堂、を参照されたい）。

＜施術の実際＞

- 上記の全ての経穴を刺激するのであるが、ここでも神経走行に沿って無血刺絡を勧めている。
- 足パートは1点刺激での治療効果は難しい。神経走行全てに点々状に無血刺絡を行うようにしている。

4 肩関節パート＝Sh-P (Shoulder joint part) の手技と概説

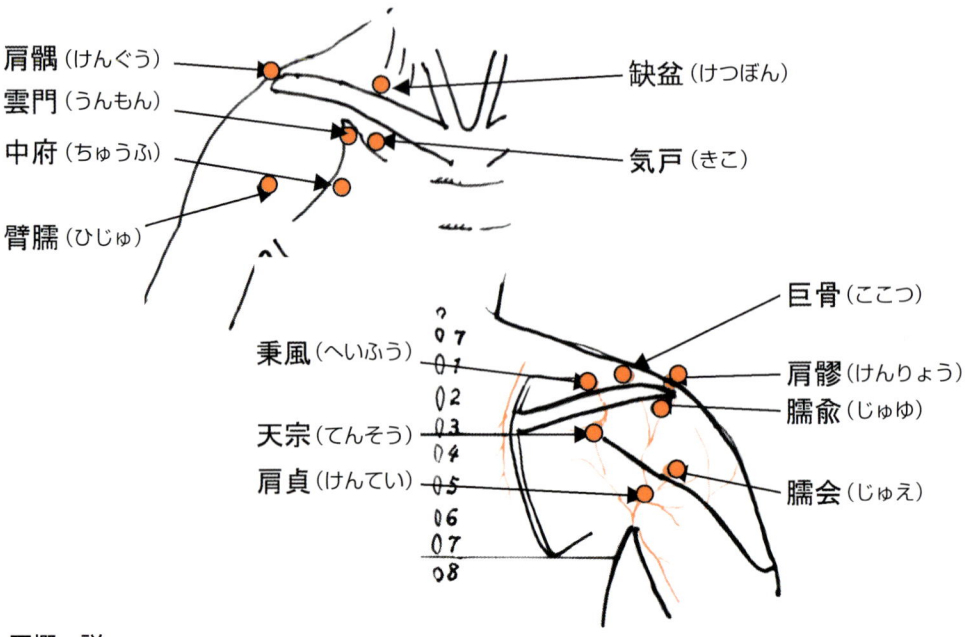

■概　説

- このパートは肩関節を中心とする背面と腹側面の2つの治療点からなる。
- そして、肩関節周囲炎の治療を念頭に置いたものである。
- 今までの経験で汎用するポイントは、背面では臑兪、肩貞、肩髎で腹側面では肩髃、結節間溝（大結節と小結節の間：上腕二頭筋長頭腱が通る）であった。ほか、秉風、巨骨、天宗、臑会は圧痛があれば施術する。
- 鎖骨を挟むポイントは胸郭出口症候群の治療ポイントで、これらは缺盆、雲門、中府、気戸、臂臑である。
- したがって、五十肩ではここのポイント全てを施術し、胸郭出口症候群では腹側面のポイントのみ施術することになる。
- その他、関節リウマチ、脳梗塞後遺症による麻痺、外傷性腋窩神経障害、上肢の浮腫などにも治療を行った。

＜施術の実際＞

- 圧痛の有無で施術ポイントの重点を決める。
- 五十肩によく似た病態に「頸部神経根症」の五十肩タイプがある。この場合このパートの治療点に圧痛の見られないことが多い。
- この場合はデルマトーム支配からC6－0、C7－0の2点を重点的に施術してみると、その場で改善を見られることで診断が確定できる。

VII

無血刺絡末梢神経刺激療法手技と解説：
上肢帯編

1　腕神経叢ポイント＝BrPl-P (Brachial Plexus Point) の手技と概説

腕神経叢

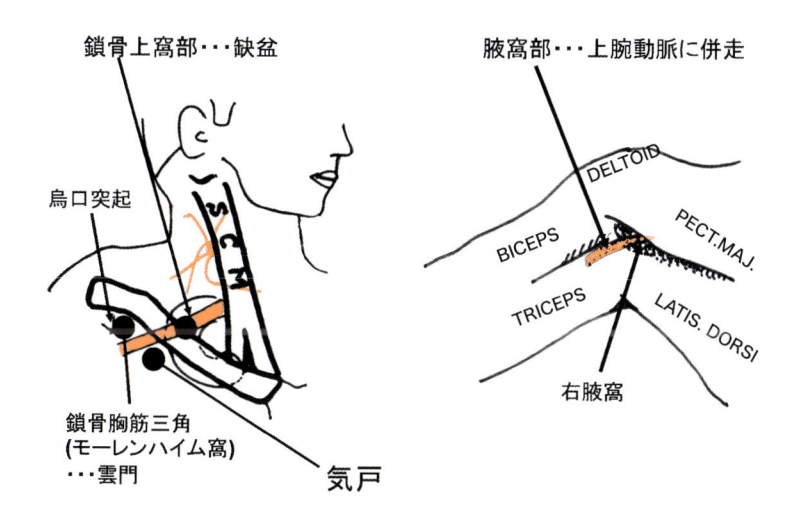

鎖骨上窩部・・・缺盆
烏口突起
鎖骨胸筋三角（モーレンハイム窩）・・・雲門
気戸

腋窩部・・・上腕動脈に併走
DELTOID
BICEPS
TRICEPS
PECT.MAJ.
LATIS. DORSI
右腋窩

■概　説
- 刺激点には鎖骨上窩、鎖骨下窩それに腋窩がある。
- 鎖骨上窩の缺盆と鎖骨下窩の気戸刺激では上肢を神経支配するデルマトームC5～T1を刺激できるので、上肢に関わる上腕・前腕・手掌・手背全ての症状を緩和するのに有効である。その疾患の代表は胸郭出口症候群である。
- 上図にある腋窩での刺激法を『無血刺絡の臨床』の中で述べたが、それ以後、この部位が「交感神経の害」を呈するような疾患がないため使用する機会はなかった。
- 上肢に関わる痺れ、痛み、むくみ、だるさ、冷感、発汗異常などを示す患者には、まずこのポイント無血刺絡を初めに行っている。

＜施術の実際＞
- 缺盆、気戸、雲門の3点刺激を試みる。
- 刺激し終わった段階で症状の緩和の有無を聞き、次いで末梢神経刺激療法を取り入れて、罹患神経への直接の無血刺絡を加えて終わりとする。

2 胸鎖乳突筋ポイント＝SCM-P（Sternocleidomastoid Point）の手技と概説

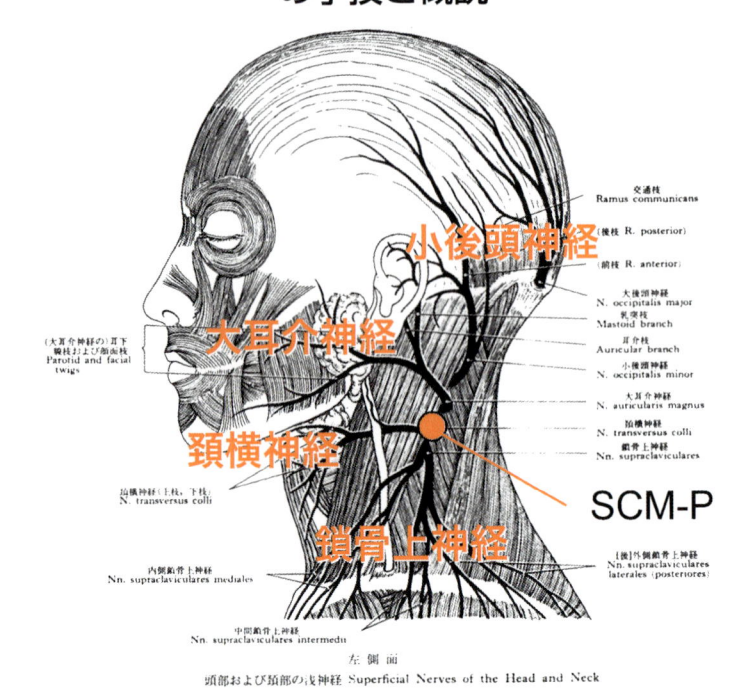

出典：『日本人体解剖学』第三巻、金子丑之助（南山堂）

<概説>

- このポイントは、肩こりを始め、後頭部、前頸部の症状、耳介付近の症状などに使う刺激点である。鎖骨上神経・副神経外枝・小後頭神経・頸横神経・大耳介神経などが胸鎖乳突筋の中央後縁から分岐する。
- これにより次の症状の軽減に役立つ。
- 肩こり、後頭神経痛、のどの痛みや甲状腺近傍の症状、耳の不快な症状、首こり、歯が浮く、肩関節周囲炎など。デルマトームでいうとC2、C3、C4レベルに相当する神経支配領域の疾患に用いるポイントである。首・肩こりによく効くポイントである。

<施術の実際>

- まず顔を反対側に向け、胸鎖乳突筋を浮き上がらせ、次に顎を引く（または上下させる）。
- 頸が短い例や肥満のタイプの例では、浮き上がらせることは難しい。
- 胸鎖乳突筋の後縁の2分の1あたりに少しの陥凹を見つけ無血刺絡する。
- 次いで小後頭神経、頸横神経、大耳介神経の方向や、そこから分岐する神経走行の上下にわたり、複数のポイントを追加無血刺絡する。
- それで手技を止め、施術後の反応を確かめる。

3 腋窩神経ポイント＝AXN-P（Axillary Nerve Point）の手技と概説

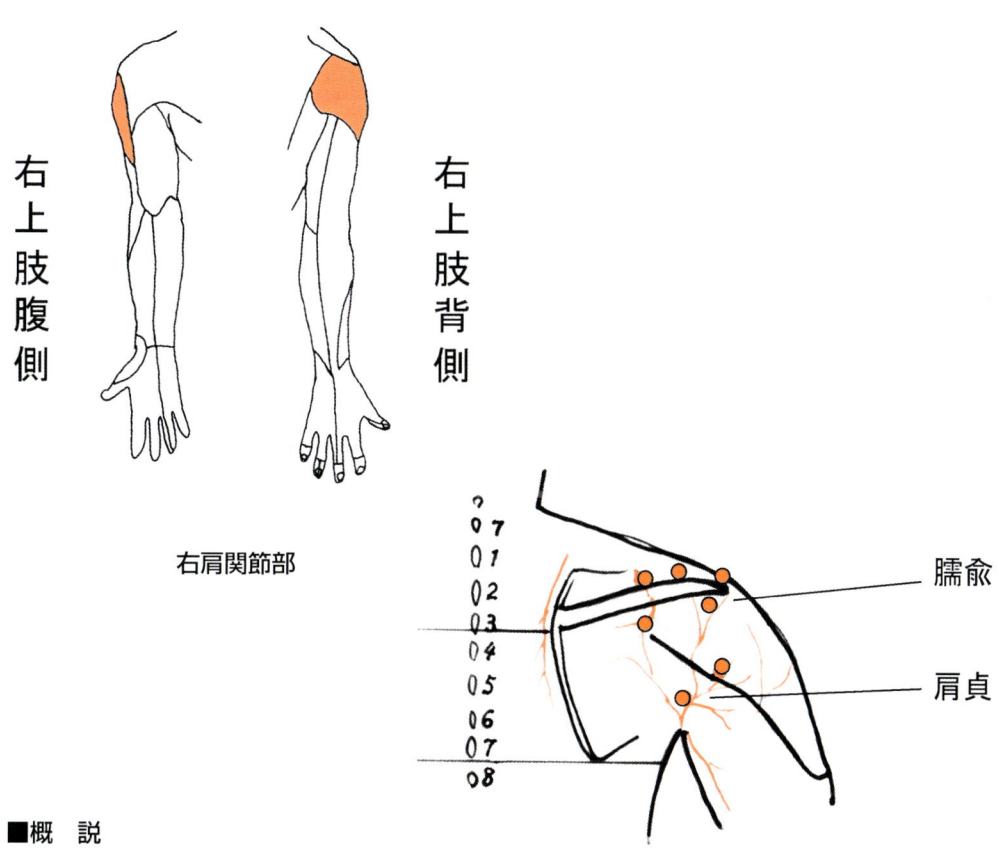

右上肢腹側　右上肢背側

右肩関節部

臑兪

肩貞

■概　説
- 三角筋全体（肩甲骨部、上腕後外側部）に分布する領域を支配する（上段図赤塗り部分）。
- 腋窩後方の三角筋後縁で肩甲部と後上腕部に挟まれたところにこの神経が現れてくる（下段図、肩貞）。三角筋全体（肩甲骨部、上腕後外側部）に分布する。肩関節周囲炎のうち臑兪、肩貞に圧痛のある疾患に効果的である。
- 三角筋全般に関する病変、主に肩外転困難や痛みなどが改善される。上腕二頭筋腱に圧痛のある場合は結節間溝を刺激追加する。

＜施術の実際＞
- 臑兪と肩貞の間を結ぶ神経走行上に無血刺絡を行うことを欠かさず行って有効であった。
- 筆者自身の経験でいえば、圧痛は肩貞よりも臑兪の方に目だって認められた。また天宗にも圧痛を訴える例が多かった。これは随伴症状であり、天宗刺激だけで肩関節周囲炎が改善するということは少ないという印象である。
- 同時に秉風も刺激する。この秉風－天宗ラインは肩甲上神経走行と同じである。

4　橈骨神経ポイント＝RN-P (Radial Nerve Point) の手技と概説

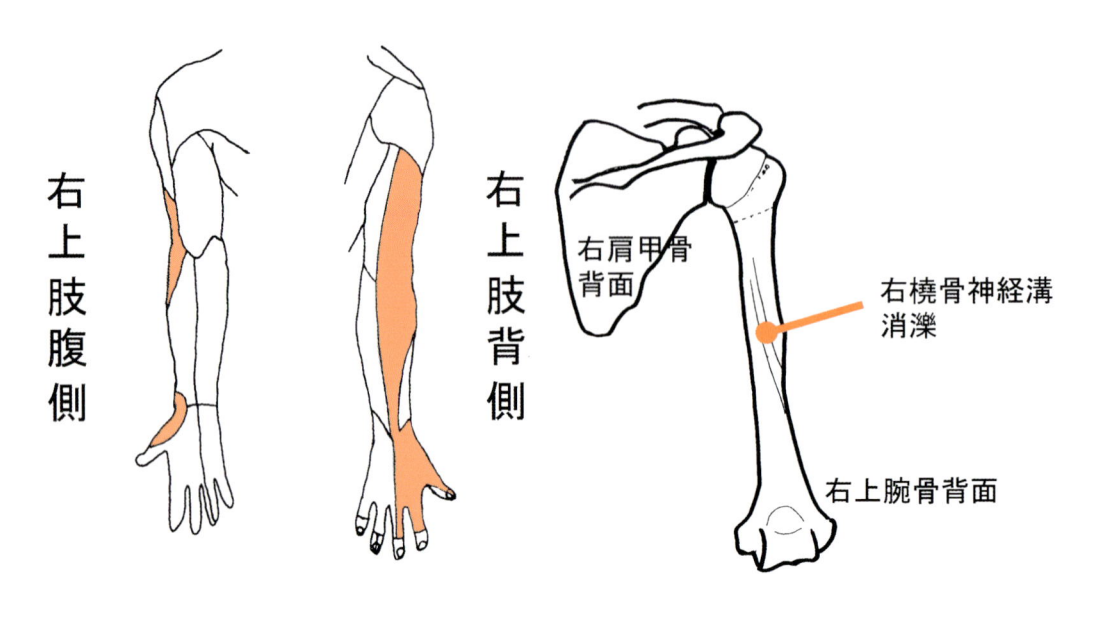

右上肢腹側

右上肢背側

右肩甲骨背面

右橈骨神経溝 消濼

右上腕骨背面

■概　説
- 橈骨神経は上腕・前腕・手の背側（後面）の伸筋領域を支配している（図左・中）。
- 橈骨神経は肘の位置で前腕全伸筋の運動神経を支配する深枝と、手背部橈骨側の知覚を支配する浅枝とに分かれる。
- 上腕・前腕とも後面の皮膚の知覚を支配する。
- 経穴では消濼（しょうれき）に相当する。
- 症状では上腕三頭筋の知覚運動異常、上腕骨外顆炎（テニス肘）、手背の痛みなどである。
- 原因は上腕の使い過ぎが多い。
- 浅枝は手背部橈骨側の知覚異常や腱鞘炎などに応用している。

＜施術の実際＞
- 上腕骨背面中央部に橈骨神経溝がある（図右）。
- 上腕を進展させると上腕中央部に凹む部位がある。
- 解剖学的には三頭筋外側頭と内側頭の間である。
- この凹みの部位は女性や肥満の例では分かり難い。
- ここが橈骨神経に触れる位置でありポイントである（図赤丸。効果的な１点を探る）。
- 大雑把に上腕骨真ん中あたりと見当をつけるとよい。

5 内側前腕皮神経ポイント=MABN-P (Medial Antebrachial-cutaneous Nerve Point) の手技と概説

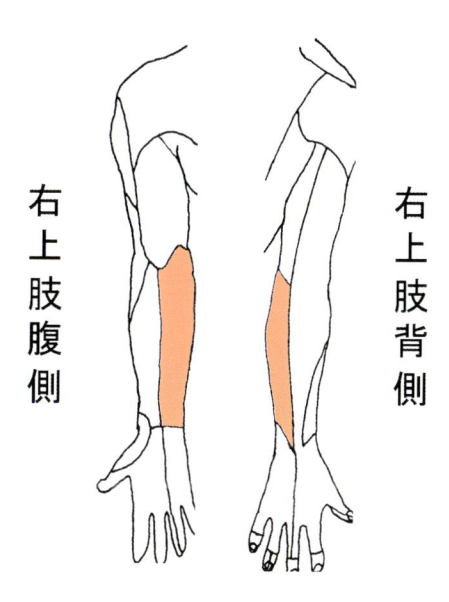

右上肢腹側　　　右上肢背側

右内側前腕皮神経

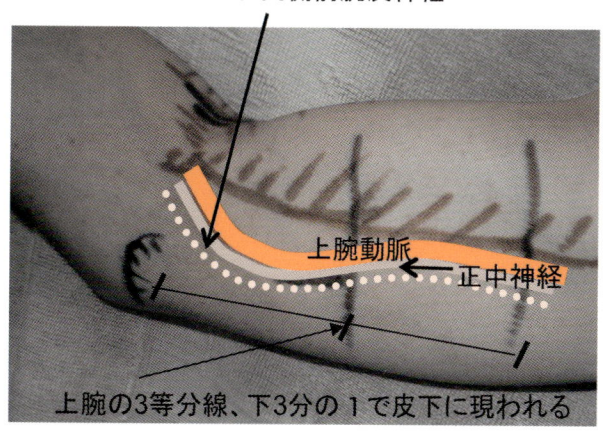

上腕動脈　　正中神経

上腕の3等分線、下3分の1で皮下に現われる

右上腕内側

■概　説

- この神経は前腕部内側肘から手関節前面までの領域の皮膚を知覚神経支配している（上図参照）。
- この部位は4年以上の治療経験の中でも、あまり治療する機会に恵まれなかったパートである。それでも右記の神経支配領域に属する症状を訴える例としては上腕骨内顆炎やこの領域の痺れなどがあった。
- それに対してはこの部の無血刺絡を行ってきた。

＜施術の実際＞

- 上腕二頭筋の肘窩より中枢側の内側二頭筋溝に沿い、かつ上腕動脈を追いながら無血刺絡すればよい（写真点線）。
- 内側前腕皮神経は上腕の下3分の1のところで皮下に現われるとされるので、この部位での刺激が直接的には無血刺絡効果が高いと推測される。
- 写真の点線に沿うように痛圧刺激を連続的に加える。

6 筋皮神経ポイント＝MCN-P (Musculo-Cutaneous Nerve Point)の手技と概説

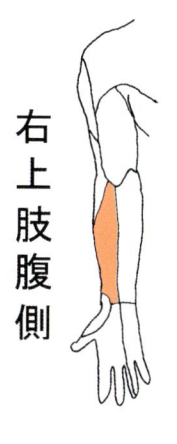

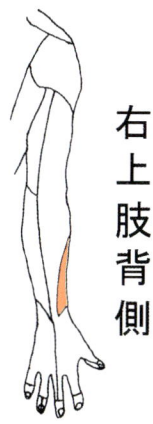

右上肢腹側

右上肢背側

右腕前面

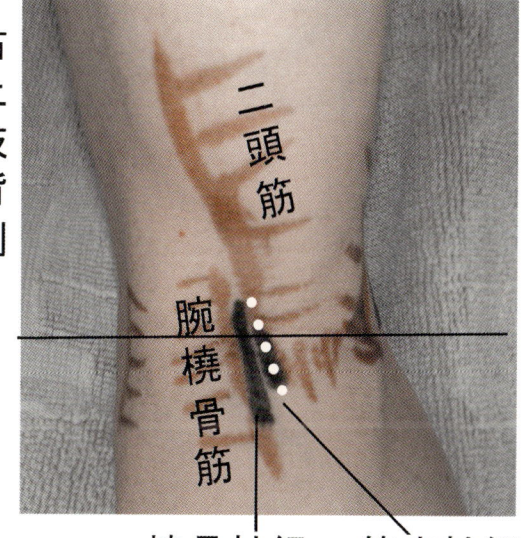

二頭筋
腕橈骨筋
肘窩線
橈骨神経　筋皮神経

■概説
- このポイントは前腕前面橈側の皮膚知覚を支配する外側前腕皮神経（筋皮神経の終枝）の刺激点である（図）。
- 腋窩で烏口腕筋へ、その後上腕二頭筋と上腕筋へ分布したあと肘窩近くで皮下に現れ、外側前腕皮神経に続く。
- 筋皮神経は腋窩では腕神経叢から離れ、腋窩では無血刺絡できないのでこの肘窩で無血刺絡することができる。
- 橈骨神経浅枝（手背橈側皮膚知覚支配）と吻合（ふんごう）するので前腕橈側は、橈骨神経とこの筋皮神経双方を無血刺絡をするとよい。
- 上腕骨外顆炎に対し橈骨神経（RN－P）とともに無血刺絡する。
- 前腕橈側の皮膚知覚異常や前腕橈側の痛み例がある。

＜施術の実際＞
- 上腕二頭筋腱と腕橈骨筋の間のわずかなくぼみを見つける。
- 筋皮神経は、そのくぼみの肘関節のすぐ中枢側で、二頭筋の外側において深部の筋膜を貫くので二頭筋腱に沿って（写真点線）無血刺絡を行えばよい（尺沢（しゃくたく）に近い）。
- ここでは肘窩における橈骨神経と隣り合わせにあり、橈骨神経も刺激できるので、この部だけで前腕橈側の皮膚症状の改善が予想できる。

7 橈骨神経手首ポイント=RNW-P
(Radial Nerve at the Wrist Point) の手技と概説

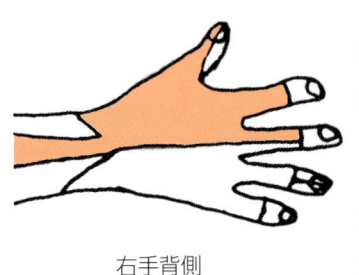

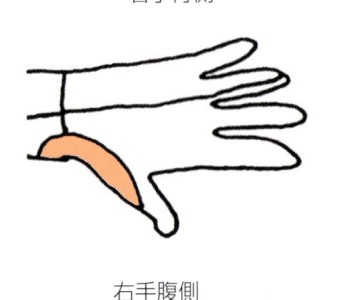

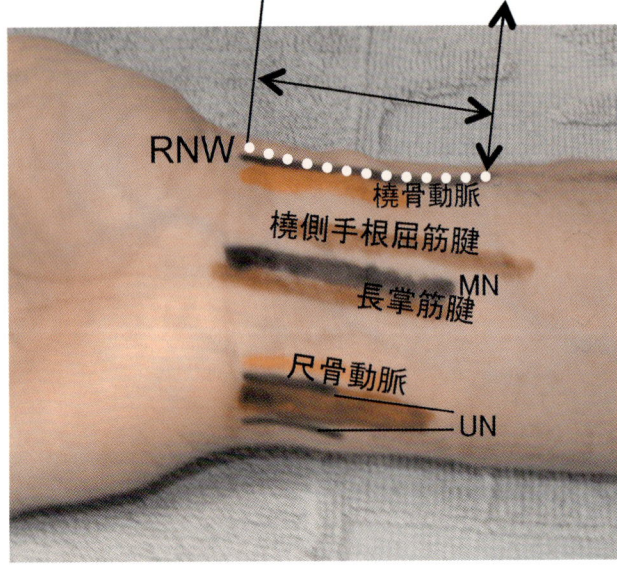

手関節より中枢側6〜8cm)

RNW
橈骨動脈
橈側手根屈筋腱
MN
長掌筋腱
尺骨動脈
UN

右手背側

右手腹側

■ 概　説

- 手の背側面にある橈骨神経浅枝の支配する領域を治療するためのポイントであり1点ではない。RNW以外でも上腕の橈骨神経や肘窩での筋皮神経を無血刺絡することでも効果が得られる疾患が存在する。それは消濼での無血刺絡で、即座に手背での痺れ痛みの改善を経験した例がある。その後も同様の経験をした例が存在するのでこの部は好発部位と思われる。
- しかし、手首の外傷（車に轢かれて骨折）後の痺れがこの部位のみの刺激で著効した例もある。したがって、この部に症状が見られた場合はRN－P、MCN-P、RNW－Pの3つを同時に刺激すると効果的である。

＜施術の実際＞

- 前腕部遠位3分の1（手関節より中枢側6〜8cm）あたりで橈骨動脈を探し拍動を触れ、橈骨動脈の橈側（腕橈骨筋腱の下）で無血刺絡を行う（写真点線）。
- 経穴では太淵（たいえん）、経渠（けいきょ）、列缺（れっけつ）のある写真点線上に無血刺絡すれば手根橈側と母指球皮膚に分布する神経支配領域を改善すると思われる（図左下）。
- 背側に回り、合谷（ごうこく）、陽谿（ようけい）あたりは橈骨神経浅枝の主要部分であるのでこの部位にも無血刺絡を加える（図左上）。

8　正中神経ポイント=MN-P (Median Nerve Point) の手技と概説

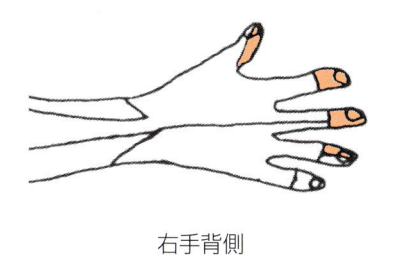

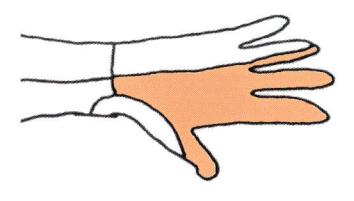

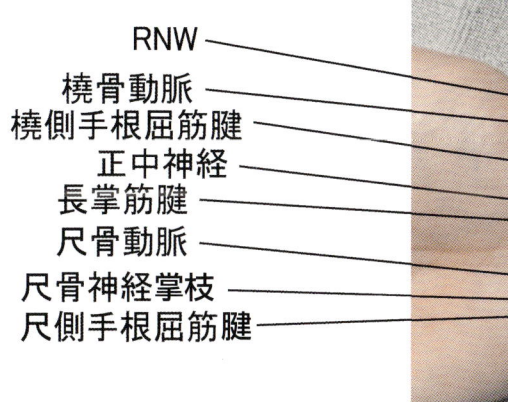

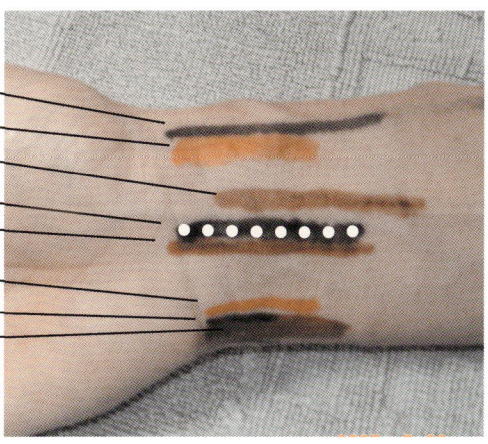

右手背側　　　　　　　右手腹側

RNW
橈骨動脈
橈側手根屈筋腱
正中神経
長掌筋腱
尺骨動脈
尺骨神経掌枝
尺側手根屈筋腱

■ 概　説
- ここのポイントは上記図の正中神経支配領域に症状を示す疾患の治療ポイントであり1点ではない。
- 最も多いのは手根管症候群である。これは、この手関節部位における絞扼神経炎である。
- 手掌部、手背部の痛み、痺れ他の症状を呈する疾患に応用する。
- 第1指から第3指の痺れに加え、第4指の橈側までの症状に対し有効である（図）。

＜施術の実際＞
- 手の手掌部を上に向け、5指を屈曲すると手関節中央に浮かび上がる腱が長掌筋腱である。
- この腱の橈側に沿うようにして正中神経は存在する。
- したがってこの腱の橈側を長軸のラインに沿って無血刺絡するとよい（写真点線）。
- 経穴では大陵（だいりょう）、内関（ないかん）などがその中に含まれる。
- また罹患指とMNを結ぶ線状にも無血刺絡を加える。
- これにより罹患正中神経への効果的な刺激が得られる。
- これで改善しなければさらに掌側指神経にも無血刺絡するとよい。

9 尺骨神経ポイント＝UN-P (Ulnar Nerve Point) の手技と概説

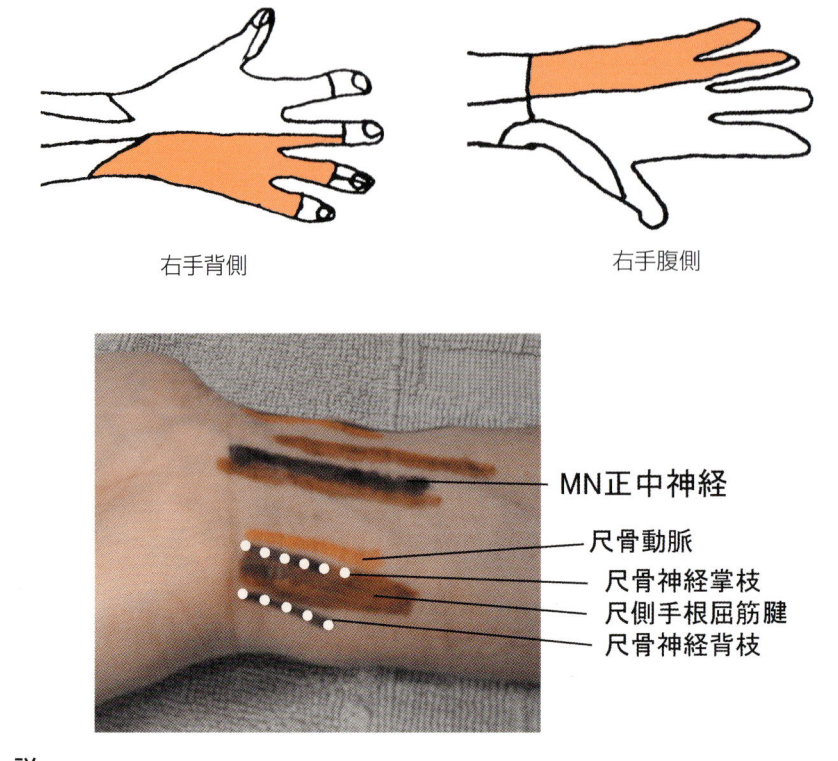

右手背側　　　　　　　　右手腹側

MN正中神経
尺骨動脈
尺骨神経掌枝
尺側手根屈筋腱
尺骨神経背枝

■概　説
- 手掌尺側の1指半及び手背尺側の1指半〜2指半を含む尺側の皮膚知覚領域に関わる症状改善に用いる刺激ポイントである（図）。
- 限局した領域の小指と薬指（尺側）の症状であり、容易に鑑別できる。
- この部位の傷害は、手首と肘の尺骨神経溝（小海（しょうかい））にある部位での傷害とに分かれる。肘での傷害は肘部管症候群といい、これは尺骨神経溝での無血刺絡で改善できる。手首での傷害は尺骨神経管（Guyon管）症候群と呼ばれる。この時はUN－Pで治療できる。小指球筋や骨間筋の萎縮を見る（Claw hand）と高度の進行性の傷害を示す。
- 尺側手根屈筋腱の橈側に尺骨神経掌枝（小指球や手掌部内側の皮膚に行く（図右））が、尺側に背側の背側指神経に行く尺骨神経手背枝が走行する（図左）。

＜施術の実際＞
- まず肘関節後面の尺骨神経溝を刺激し、次いで手首の尺側手根屈筋を探し尺骨神経掌枝と背枝を刺激する（写真点線）。
- したがって、手掌、手背の尺骨神経領域病変の治療は、この手首でのUN－Pと肘での尺骨神経溝への無血刺絡をあわせることで可能となる。

VIII

無血刺絡末梢神経刺激療法手技と解説：下肢帯編

1 大腿神経ポイント＝FN-P (Femoral Nerve Point) の手技と概説

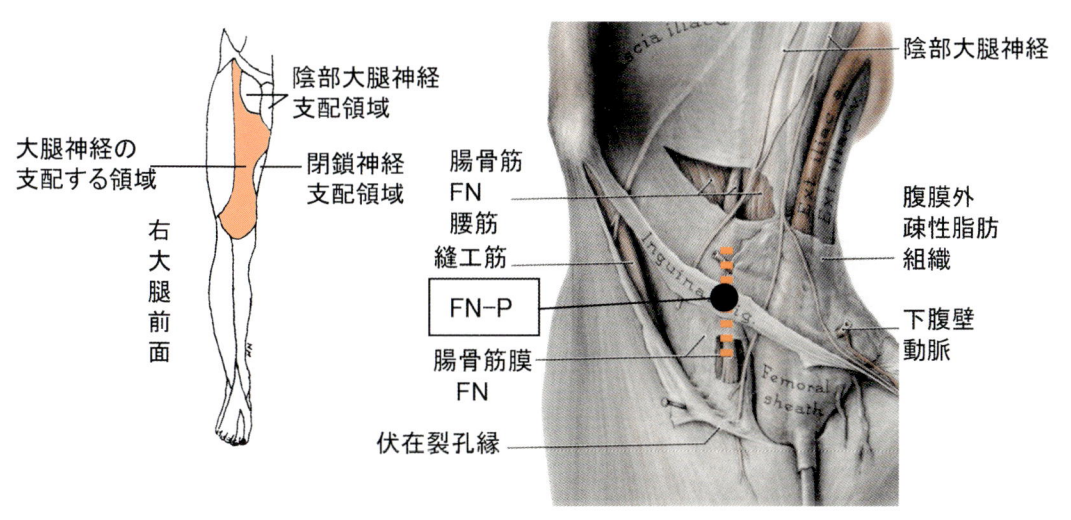

図中ラベル：
- 陰部大腿神経支配領域
- 大腿神経の支配する領域
- 閉鎖神経支配領域
- 右大腿前面
- 腸骨筋 FN
- 腰筋
- 縫工筋
- FN-P
- 腸骨筋膜 FN
- 伏在裂孔縁
- 陰部大腿神経
- 腹膜外疎性脂肪組織
- 下腹壁動脈

出典：『グランド解剖学図譜』 医学書院

■概　説
- 大腿神経の支配する領域の刺激ポイントである（図）。
- 大腿の筋は３群に分けられ、それぞれが固有の支配神経と主要な作用を持つ。
- 前は膝関節を伸展する筋群……大腿神経
- 内側は股関節を内転する筋群……閉鎖神経
- 後は膝関節を屈曲する筋群……坐骨神経
- 経穴は衝門（しょうもん）に相当する。
- この神経症状には、大腿が「もち上がり難い」「大腿がだるい」「グニャとする」「ズボンを上げ難い」「付け根が痛い」「大腿がしっかりしない」など多様な訴えで来院する。これらは、診断がはっきりせず長い間治らないまま不自由な生活を強いられている患者が多かった。自力での下肢伸展挙上テスト（SLR）が困難である。
- 鼠径部の違和感（鼠径靱帯や陰囊、大腿上端前面・内側面）には陰部大腿神経を刺激して治療する。

＜施術の実際＞
- FN－Pは大腿動脈の外側にある。陰部大腿神経はFNのやや内側の併走部と鼠径靱帯に併走し内方へ走る（右図参照）部とがあるので、これら仮想腺上を刺激すればよい。
- 大腿内転筋群の障害には閉鎖神経を刺激するが、これは陰部大腿神経下方線上を刺激する。
- 無血刺絡は神経走行上の皮膚を刺激するのであるが、ほとんど目安はないので神経走行を熟知して施術する知識が必要である。

2 外側大腿皮神経ポイント=LFCN-P (Lateral Femoral Cutaneous Nerve Point) の手技と概説

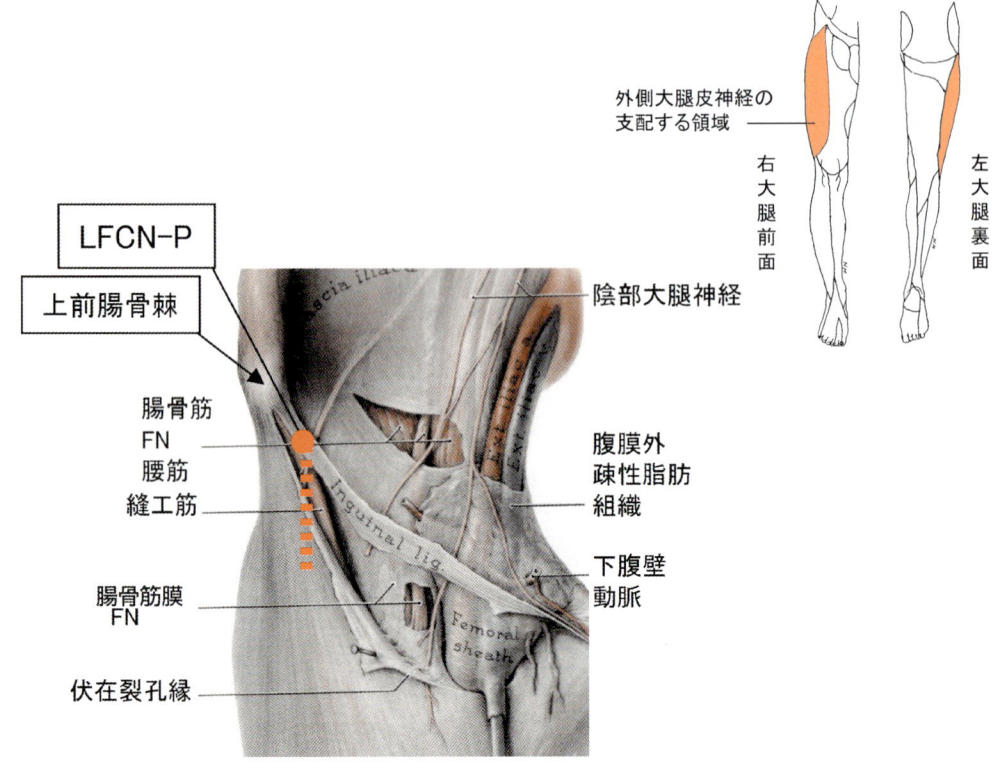

■概　説
- 異常知覚性大腿痛（meralgia paresthetica）で有名な絞扼神経障害を起こす部位の刺激点である。
- 鼡径靭帯の外側部を貫通し大腿外側面に分布する。
- 神経分布図を調べるとその広がりはさまざまであった（上図）。
- 中でも広がりが膝関節まで及ぶ場合には重要なポイントになる。
- つまり大腿外下部の痛みを訴える患者の場合、FN－Pと同時にこのポイントも刺激に加えて改善する例があるからである。

＜施術の実際＞
- 上前腸骨棘と鼡径靭帯とを見つける。
- その鼡径靭帯上で上前腸骨棘の1横指内側か1cm内側に刺激点を設ける。
- 必要があればそれから上下に向かって直線状に刺激を加えていく（下図赤点線）。
- 経穴では居髎（きょりょう）あたりに相当する。

3　伏在神経ポイント=SaN-P (Saphenous Nerve Point)の手技と概説

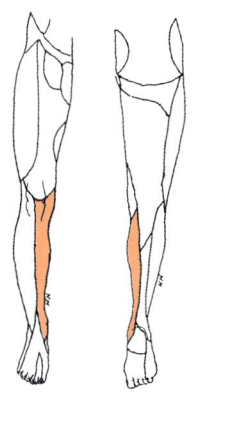

図中ラベル：
- 伏在神経支配
- 右膝蓋骨
- 内膝眼
- 大腿骨内側上顆
- 膝蓋下枝
- 内側広筋
- 膝蓋下枝
- 脛骨内側顆
- 縫工筋
- 内側下腿皮枝
- 膝関
- 曲泉
- 陰包：SaN-P　曲泉上方約4横指上

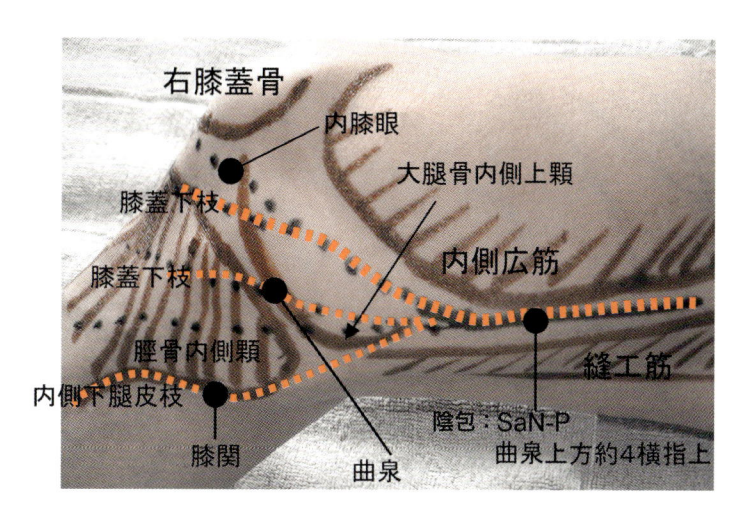

■概　説

- 膝関節内面から足首内果までの領域に有効な刺激点である。
- 膝関節痛に関する炎症、膝関節症などが主な対象疾患であるが、鑑別しなければならない疾患に伏在神経ニューロパシーがある。
- これは膝から足首までの下腿内面の痺れ、痛み、だるさなどであり、膝関節炎や膝関節症（OA）と同様立つ、動作開始、歩行などで痛みが起こる。
- 鑑別は、OA なら曲泉単独の圧痛が多いが、SaN ニューロパシーは陰包から曲泉、膝関、陰陵泉（いんりょうせん）へとつながるライン上に圧痛が認められることが多い。
- したがって、前もって圧痛点の広がりに留意することである。
- 施術直後の痛みと動きの改善を確かめて終わる。

＜施術の実際＞

- 内側広筋と縫工筋、薄筋と大内転筋の筋間を内側大腿筋間中隔というがこの間はくぼんでいる。
- この間に伏在神経がある。ここから施術を開始し、神経分枝の膝蓋下枝、内側下腿皮枝に沿うように無血刺絡していく。
- その途中の経穴に膝関、陰陵泉、内膝眼（ないしつがん）、曲泉などを含んでいる。
- 1つの例であるが、写真の赤の点線ラインは筆者の施術ルートである。

4 総腓骨神経ポイント＝CPN-P (Common Peroneal Nerve Point) の手技と概説

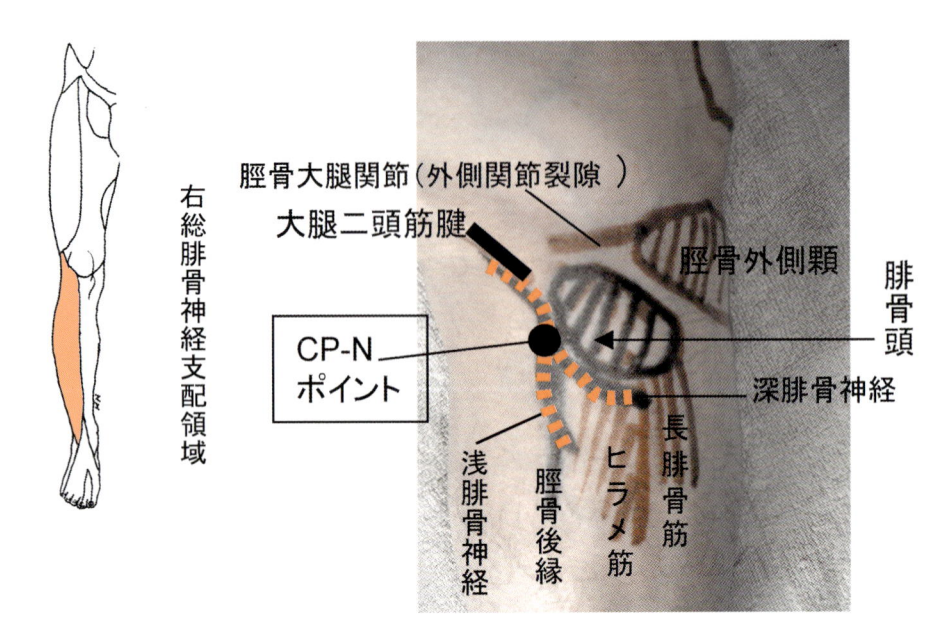

図中ラベル：
- 右総腓骨神経支配領域
- 脛骨大腿関節（外側関節裂隙）
- 大腿二頭筋腱
- 脛骨外側顆
- 腓骨頭
- CP-Nポイント
- 深腓骨神経
- 長腓骨筋
- ヒラメ筋
- 脛骨後縁
- 浅腓骨神経

■概　説
- 下腿外側面の領域の症状の改善につながる重要な刺激点である（図）。
- 大腿二頭筋腱に沿い下り、腓骨頭を回ったところで、深腓骨神経と浅腓骨神経に分かれる。この両方の分枝に関する領域も同時に刺激できる重要な治療点である。
- 見られる症状では drop foot（下垂足）が重要であるが、ほかに、下腿外側面の痺れ、痙攣疾患、痛み疾患、だるさ、むくみ、しゃがめないなどの症状がある。
- 原因は外傷、梨状筋症候群、脊椎疾患（脊柱管狭窄症、ヘルニヤ）、中毒性、尿毒症性などである。
- 単に歩き過ぎただけでもこの部に症状が出やすい。

＜施術の実際＞
- 膝関節外側面において脛骨大腿関節（外側関節裂隙）を探し、その下での腓骨頭を見つける。
- 大腿二頭筋腱に沿い無血刺絡、そして腓骨頭の後縁を上下に、また下縁を前後に無血刺絡すれば浅腓骨神経と深腓骨神経の双方を刺激できる（写真赤点線）。
- 経穴の陽陵泉は腓骨頭の前下際とあるので、これは深腓骨神経に相当すると考えられるので、この部のみの治療では総腓骨神経への刺激効果は及ばないと考えられる。
- 筆者の思う重要なポイントは大腿二頭筋腱に沿う総腓骨神経部位であると思っている。

5 浅腓骨神経ポイント＝SPN-P（Superficial Peroneal Nerve Point）の手技と概説

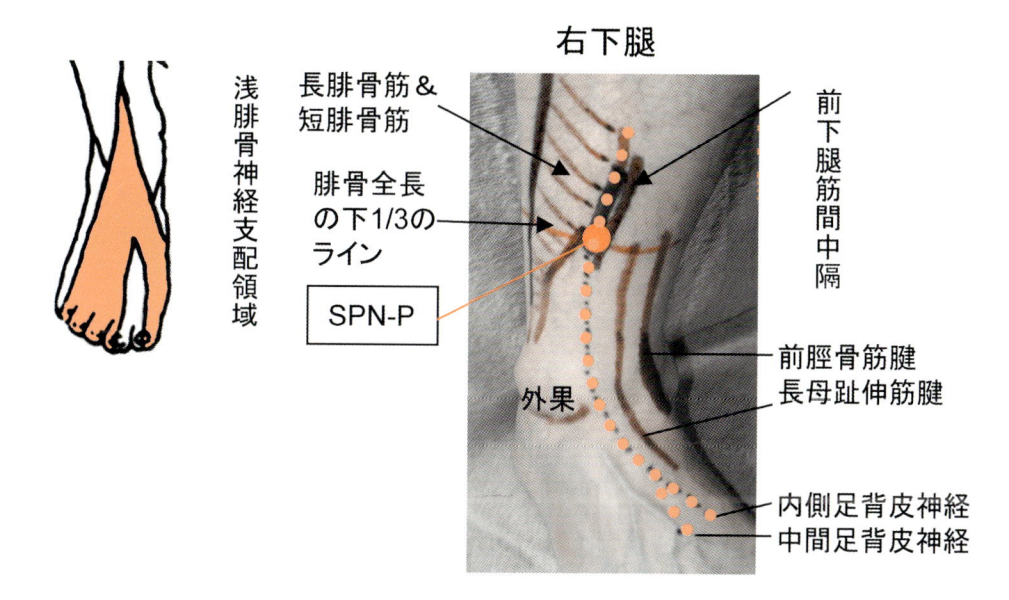

右下腿

浅腓骨神経支配領域
長腓骨筋＆短腓骨筋
腓骨全長の下1/3のライン
SPN-P
前下腿筋間中隔
外果
前脛骨筋腱
長母趾伸筋腱
内側足背皮神経
中間足背皮神経

■概　説
- 浅腓骨神経は足関節より遠位で第1～5足趾までの範囲の領域を支配する（図）。
- 第1、第2足趾の趾間から足関節に向かう楔状の領域は深腓骨神経の支配するところである。また第5足趾外半分も含まれない。
- 足背部の種々の痛み痺れ疾患や足背部の腫脹や冷感病変に施術を行う。
- さまざまなニューロパシー症状が現れる部位である。

＜施術の実際＞
- 外果前縁と腓骨頭前縁を結ぶライン上の下3分の1あたりで長母趾伸筋腱の外側がポイントである。
- 実際上は写真の赤点線のラインに沿い無血刺絡を行っているが、浅腓骨神経の分岐（内・外側足背皮神経）あたりまで施術した経験はないが必要と認められるケースもあると想像する。
- 無血刺絡には正確な1点の取穴は多くは必要としない。それは、神経ブロックなどでは神経にあたらないと効果は出ないが、無血刺絡はおおよその位置で刺激しても効果が現れるところが不思議なところである。
- しかし神経解剖の位置は知っておく必要がある。

6 深腓骨神経ポイント＝DPN-P (Deep Peroneal Nerve Point) の手技と概説

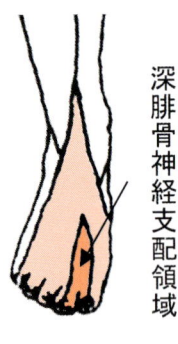

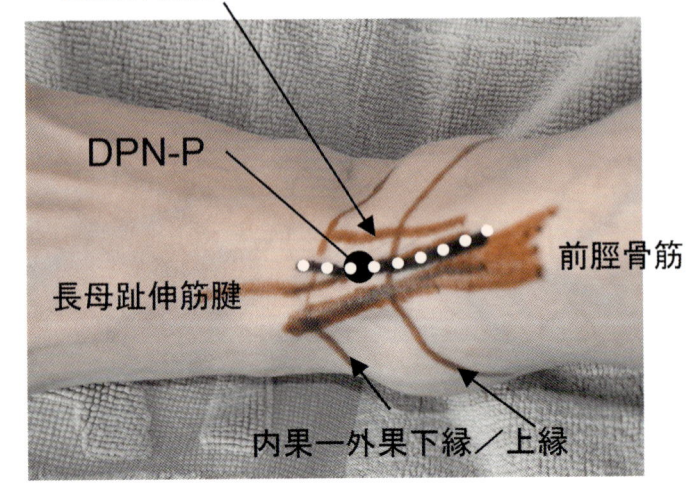

長趾伸筋腱
深腓骨神経支配領域
DPN-P
長母趾伸筋腱
前脛骨筋
内果ー外果下縁／上縁

■概　説
- ここは浅腓骨神経支配領域の間に挟まれたある狭い領域の痺れや痛みを取るのに有効なポイントである（図）。
- この領域に現れる症状は痺れ病変が多いが痛みや外傷後痛があった。
- 限られた領域であるので詳細な問診でこの限定された病変部を探し出さねばならない。
- 浅腓骨神経は第1/第2足趾間部を支配していないはずであるから、この部に症状のある場合は深腓骨神経ニューロパシーを疑って治療する。

＜施術の実際＞
- 筆者は深腓骨神経が長母趾伸筋腱の下をくぐるあたりをDPN－Pと見立てている。
- したがって、まず内果－外果上縁ラインより頭側で前脛骨筋腱外側縁を見つけここから施術をスタートする。
- 次いで、前脛骨筋腱外側縁と長母趾伸筋腱の間を下方に向かって無血刺絡し、内果－外果下縁／内果－外果上縁ラインの中間あたりで長母趾伸筋腱と交差するようにその外縁に移動し内果－外果下縁ラインまで無血刺絡する（写真赤点線）。

7　後脛骨神経ポイント＝PTN-P (Posterior Tibial Nerve Point) の手技と概説

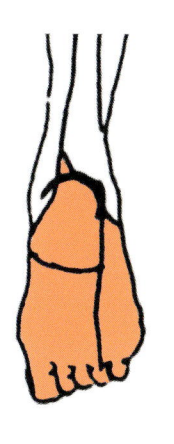

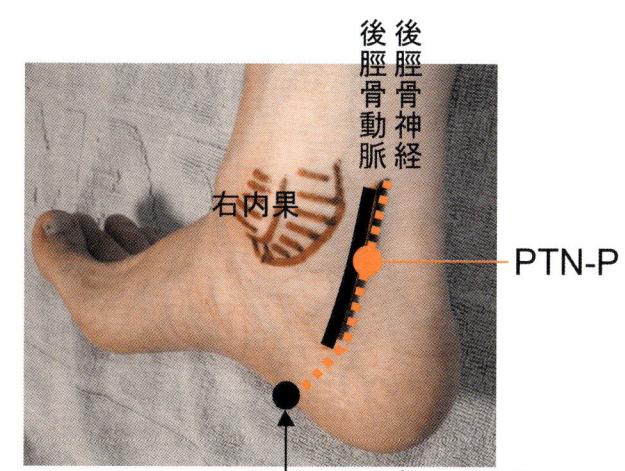

■概　説
- 膝窩部の脛骨神経からの延長上にあり、内果の後にある後脛骨動脈の後に刺激ポイントがある。
- この刺激により足の裏、全ての領域の病変に有効であるが、その後足底神経ポイント（後述、PLN－P）を見つけ出し、足裏病変にはこのPLN－P刺激がより有効であることが分かった。
- 足趾に関しては、足趾の裏表ともこの神経の支配下にあると想定される。
- したがって、爪先病変には浅腓骨神経、腓腹神経（外側足趾）、深腓骨神経の刺激も考慮して施術を進めるようにしている。
- 梨状筋症候群、脊柱間狭窄症、腰椎ヘルニヤ、糖尿病性、絞扼性、アルコール性、尿毒症性、中毒性、外傷性などさまざまな痺れ痛み病変が存在し、非常に重要な治療点である。

＜施術の実際＞
- まず足の内果を触れ、その直後のくぼみを探る（経穴では太谿（たいけい））。
- くぼみに後脛骨動脈の拍動を認めれば、そのすぐ直後にこの神経は存在する。
- その動脈に沿い無血刺絡を加える（写真赤点線）。
- そうして図のPLN－Pの中のST－P（後述）まで施術して終える。

注：後脛骨神経：p17参照。

8 腓腹神経ポイント＝SuN-P (Sural Nerve Point) の手技と概説

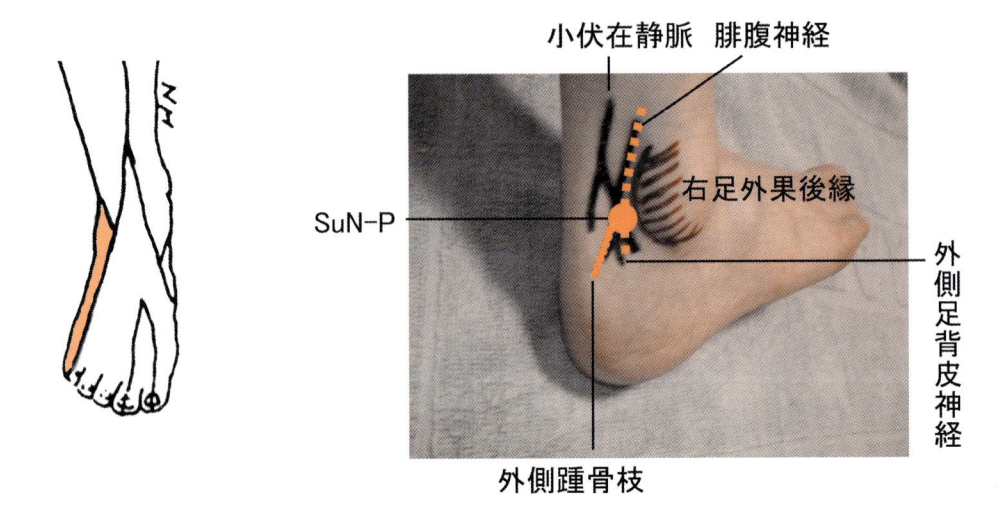

■ 概　説

- 足の第5足趾から外果にかけ、足外側面に現れた症状に対して行うポイントである（図）。
- 腓腹神経は総腓骨神経と脛骨神経のそれぞれの枝（外側腓腹皮神経、内側腓腹皮神経）が結合してできる神経である。
- したがって、総腓骨神経と脛骨神経を中枢側で刺激しても少なからずこの部への効果は現れると思われる。
- 臨床上、この部だけの症状を呈する症例に遭遇したことがなく、足の甲部の症状（痛みや痺れ）に付随しての症例は経験している。

＜施術の実際＞

- 足の外果を見つけその外果外縁に接しての深いくぼみを見つける。
- 経穴でいえば崑崙（こんろん）あたりである。
- 腓腹神経は小伏在静脈とともに走り、外果その直後に存在する。しかし、この静脈は見つけ難い。したがって、外果後縁を回るように、写真赤点線の如く、前方に曲がる枝と踵骨に行く枝とに分枝することを念頭において施術する。

9　上殿皮神経ポイント=SCIN-P（Superior Cluneal Nerve Point）の手技と概説

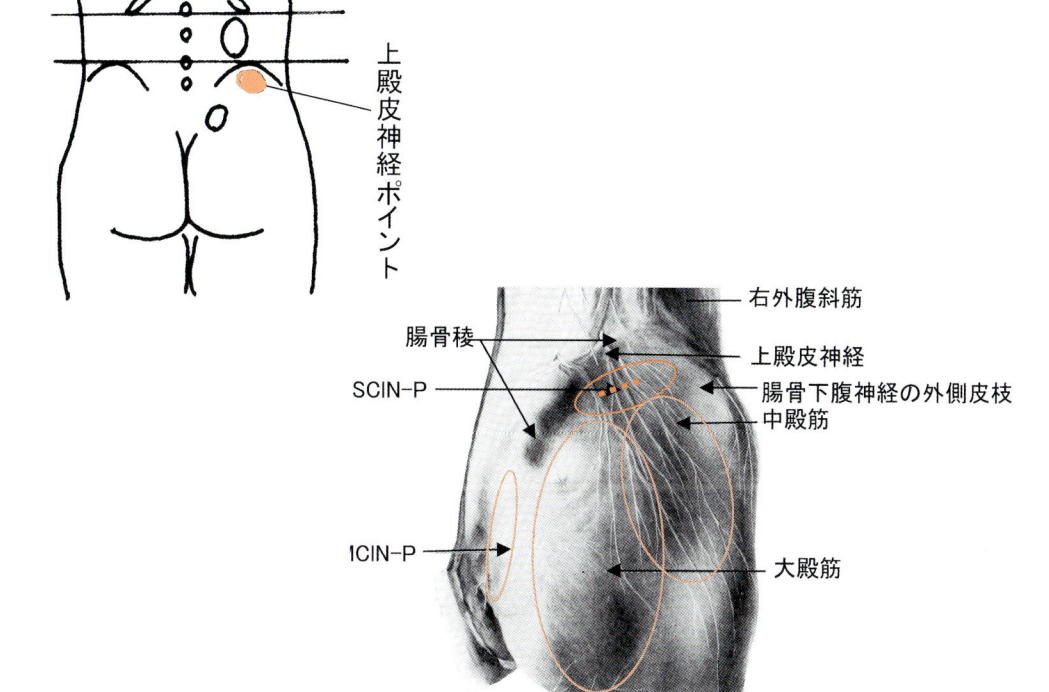

出典：『日本人体解剖学』金子丑乃助（南山堂）

■概　説

- 左上図の黒塗りつぶし部、右下図ではSCLN－Pで矢印した先の赤楕円形の範囲内にあるポイントであるが、ここは腰痛症の好発部位の1つである。
- 腸骨稜をまたいで中殿筋全体にブラシ状に分布する皮神経であり、第1～第3腰神経後枝からなる神経ポイントである。
- このブラシ状の上殿皮神経は第1腰神経から第3腰神経の支配を受けており、脊柱間狭窄症の腰痛症状の現れる部位であることを念頭に置いておく。
- したがって、このポイントに腰痛があればゼロポイントの刺激を忘れてはならない。

＜施術の実際＞

- 右下図の通り腸骨稜をまたいで下りる数条の神経を理解しておく。
- 中殿筋と腸骨稜の間で腸骨稜下縁に沿ってくぼんでいる部位がある（図赤楕円）。
- そのくぼみ周辺を指圧すると痛む箇所がある。
- そこが圧痛点であり刺激点である。
- 筆者は圧痛点を中心に図赤点線の如く、腸骨稜に沿うように無血刺絡を加えている。

10　中殿皮神経ポイント＝MCIN-P (Middle Cluneal Nerve Point) の手技と概説

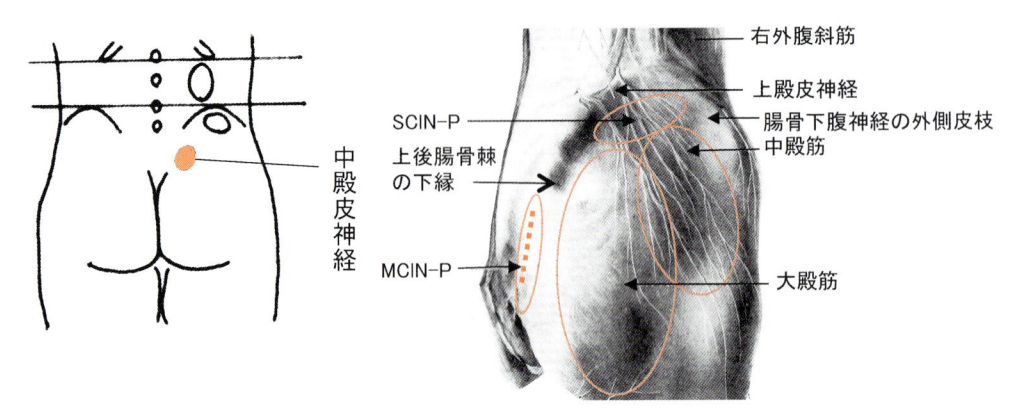

出典：『日本人体解剖学』金子丑乃助（南山堂）

●**ここがポイント！**
正確なポイントを探し出す必要はない。仙骨外縁に圧痛があれば図赤点線のように上下に無血刺絡を加えるだけでよい。
注：middle を medial と表記している教科書もある。

■**概　説**
- 中殿皮神経は第1〜第3仙骨神経後枝の外側枝からなり、仙骨背面とその付近の臀部の皮膚を支配している。
- 腰痛症の1つの刺激ポイントであり、上図の黒丸塗りつぶし領域に圧痛が見られる。
- 経絡でいうと胞肓（ほうこう）あたりであり、仙骨外縁に沿う領域のポイントであって1点ではない。

＜施術の実際＞
- S2－0のゼロポイントを探し出す。
- そのためには上後腸骨棘の下縁を探す。
- その線上に次髎（じりょう）、膀胱兪（ぼうこうゆ）が並び、その膀胱兪の外方約3cmあたりにMCIN－Pの1つである胞肓がある。
- その胞肓の上下に刺激を加える（図赤点線）。

11　胸腰筋膜ポイント＝TLF-P（Thoraco-Lumbar Fascia Point）の手技と概説

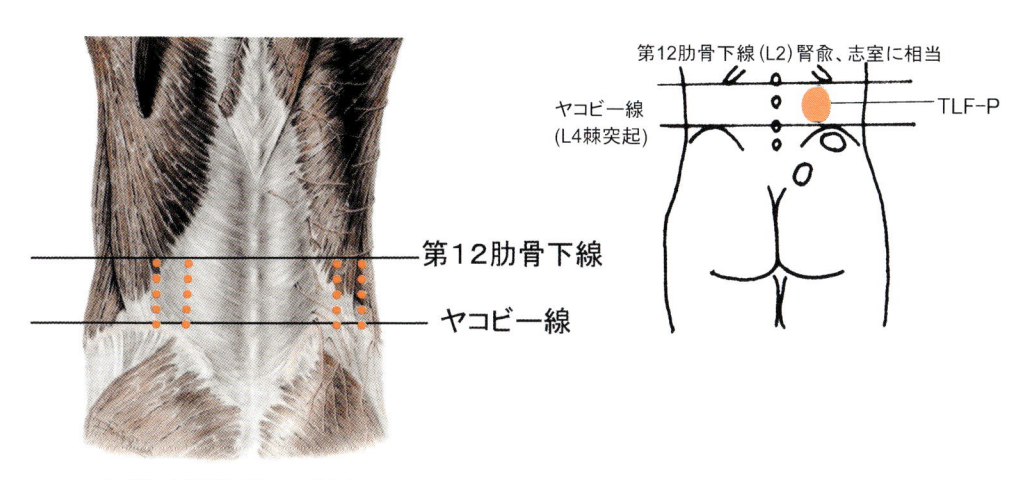

出典：『グラント解剖学図譜』（医学書院）

■概　説

- 最も多い腰痛症の大事な刺激点である。
- この部の神経支配は脊髄神経後枝の皮神経（T10、11、12）である。
- 胸腰筋膜は腰背部にある厚い強靭な筋膜で浅葉と深葉からできており、その間に脊柱起立筋（仙棘筋）がある。
- その外縁は浅葉と深葉が癒着し、この部において1枚の筋膜が形成され圧痛が見られることが多い。
- この仙棘筋外縁の皮神経は結合織性支持が弱く、この筋膜貫通部での物理的、化学的変化により腰痛が発生するとされる。
- そしてその好発部位は第3腰椎横突起外側部に相当し、ライン名称でいうと、ライン2上にあるL3R2とL3L2（＝気海兪の外方あたり）に相当する。

＜施術の実際＞

- 仙棘筋外縁を刺激点とする（図赤点線）。
- 第12肋骨下線とヤコビー線を引く。
- その中間で3〜4横指外方の仙棘筋外縁の圧痛を探る。
- その上下左右（図赤点線）に無血刺絡を行う。
- 先の項でも述べた上殿皮神経ポイントや中殿皮神経ポイントにも圧痛がないか確かめ、圧痛があればそこも刺激する。
- 最後にゼロポイントも同時に刺激する。

IX

新規パートと新規ポイントの紹介と手技の解説

1 のどパート＝Ph-P (Pharynx part) の手技と概説

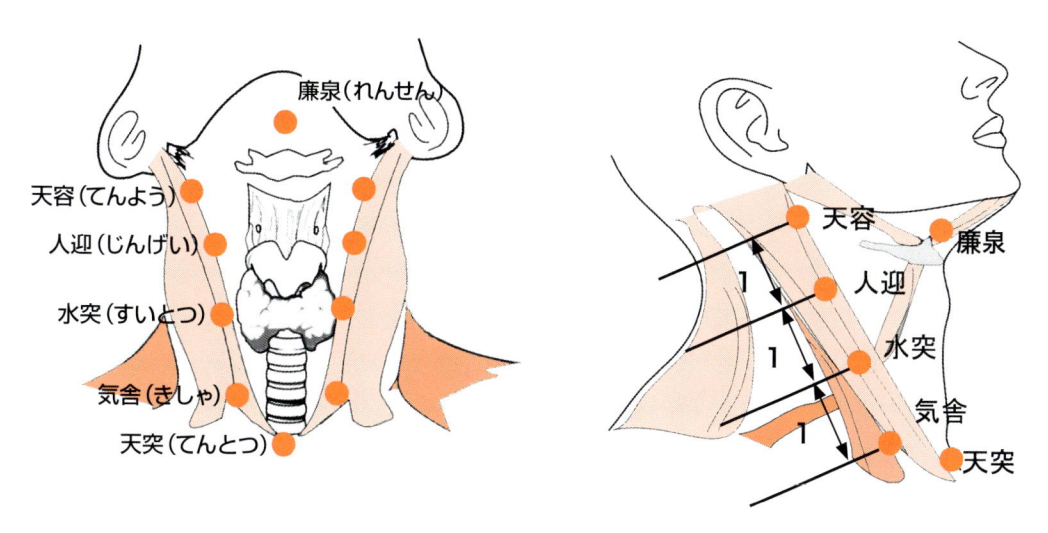

出典：『経穴マップ』（医歯薬出版）

Memo 天容は胸鎖乳突筋の上端前面、気舎は胸鎖乳突筋の下端の胸骨頭と鎖骨頭の間の窪みにある。

■概　説

- このパートは気管、気管支、咽喉頭、甲状腺、胸鎖乳突筋、頸筋など、これらに病変を有する症例を対象に考えた治療パートである。
- 経穴でいうと天容（大耳介神経・頸横神経）、人迎（頸横神経・副神経・迷走神経）、水突（頸横神経・副神経）、気舎（鎖骨上神経・副神経・迷走神経）、天突（鎖骨上神経）、廉泉（舌咽神経・舌下神経・頸横神経）など脳神経と頸神経を含む経穴と想定している。
- 疾病、症状としては、咳嗽（がいそう）、発声困難、嗄声（させい）、気管支喘息、咽喉頭炎、甲状腺疾患などを対象にしている。

＜施術の実際＞

- 筆者はまず天突から開始し、左または右の気舎→水突→人迎→天容と進み、次いで反対側の気舎→水突→人迎→天容へと行って廉泉で終わっている。
- 筆者は治療点として上記経穴を参考にしているが、実際問題として正確な取穴を問題とせず、およそ気舎→天容間を約3等分したポイントを取っている。

2　股関節パート＝Hip-P（Hip joint part）の手技と概説

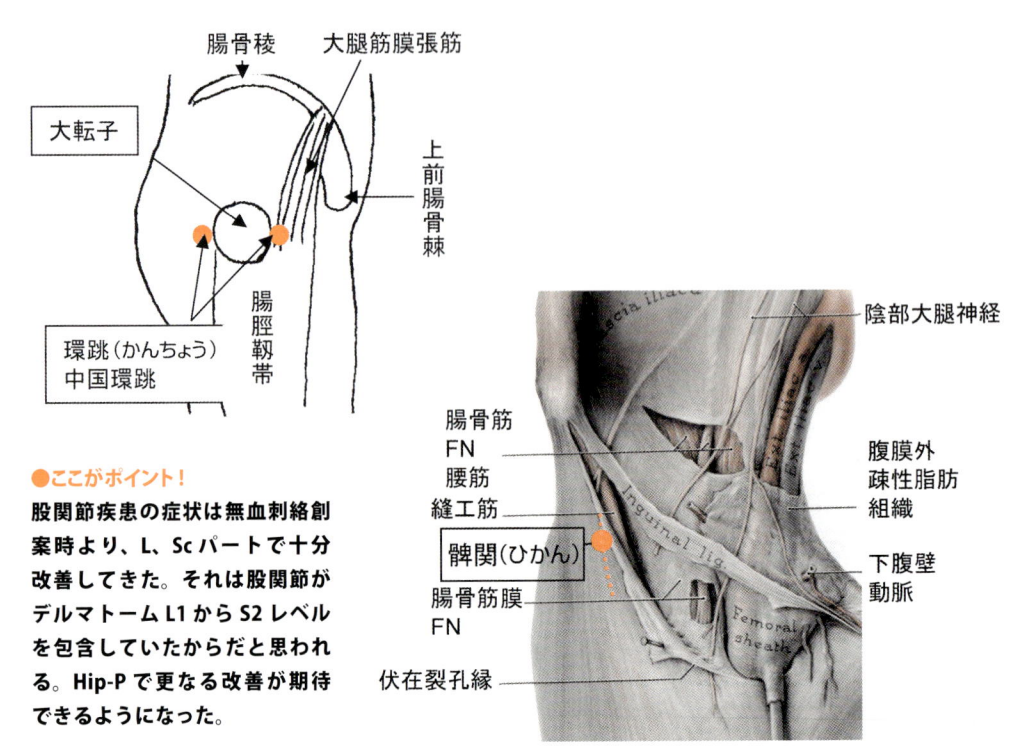

腸骨稜　大腿筋膜張筋

大転子

上前腸骨棘

環跳（かんちょう）
中国環跳

腸脛靱帯

● ここがポイント！

股関節疾患の症状は無血刺絡創案時より、L、Sc パートで十分改善してきた。それは股関節がデルマトーム L1 から S2 レベルを包含していたからだと思われる。Hip-P で更なる改善が期待できるようになった。

腸骨筋 FN
腰筋
縫工筋

髀関（ひかん）

腸骨筋膜 FN

伏在裂孔縁

陰部大腿神経

腹膜外疎性脂肪組織

下腹壁動脈

出典：『グラント解剖学図譜』（医学書院）

Memo パトリックテストは仰臥位で一方の足の踵を他方の膝の上にのせ、ゆっくりと膝を外へ倒していくと正常なら十分股関節が開排するが、異常がある場合、開排制限と同時に痛みが生じるときを陽性とする。

■ 概　説

- このパートはただ股関節の疾患、症状の改善に用いるために設けた治療パートである。
- まず上前腸骨棘を探り、その下方で内側に縫工筋、外側に大腿筋膜張筋腱があり、その間は少しく陥凹している（髀関）。
- その部に圧痛を認め、そうしてパトリックテストを行って陽性であれば股関節の疾患を示唆している。

＜施術の実際＞

- ここは髀関近傍での圧痛を探り、その圧痛点があればそこが刺激部位である。
- そして図の赤点線を上下に無血刺絡する。
- 次いで大転子を探り、その前端と後端を刺激して施術を終える（環跳に近い、上図赤点2つ）。

3　足底神経ポイント＝PLN-P（Plantar Nerve Point）の手技と概説

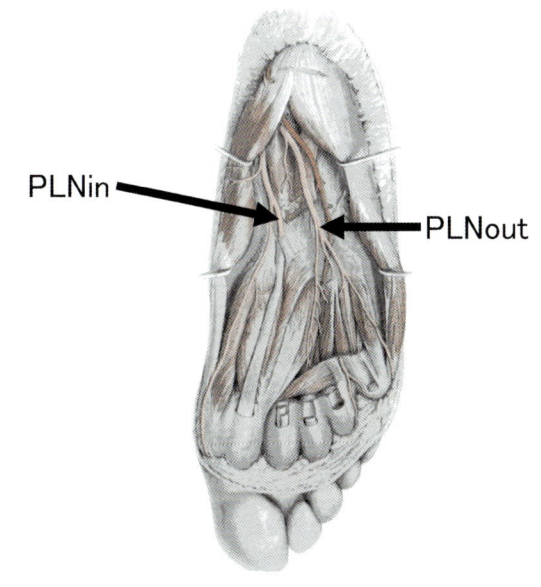

PLNin　　PLNout

出典：『グラント解剖学図譜』（医学書院）

■概　説

- 足裏の痺れの範囲を特定する
- 「交感神経の害」を直接PLNに持つ疾患には、糖尿病、尿毒症、アルコール性・中毒性（抗ガン剤）・絞扼性（足根管症候群）ニューロパシーなどがある。
- 他には梨状筋症候群や脊柱間狭窄症など高位レベルでの坐骨神経への圧迫や循環障害などによって生じた血流障害であろうと思われる。

＜施術の実際＞

- PLN – in かPLN – out か、いずれに属する痺れかを見極める。
- PLNの足底の走行図を念頭に置き、走行部位に沿って無血刺絡する。
- 内側だけであれば内側足底神経のみを刺激して終わる。

Memo　なぜ足裏の痺れには、改善度合いの治療成績に違いがあるのか？　罹患年数だけではないことは多々経験するところである。また糖尿病性、尿毒症性などは難治性である。足底動脈に各種のバリエーションが存在することが均一な効果を現わせない原因のように感じさせる。それは梨状筋症候群の罹患病変である坐骨神経に、総腓骨神経の高位分岐が関与しているのではないか？　と推察しているが、足の脛骨神経にも足底で分岐パターンの違いが多く存在するので治療に一定の効果が出ないのではないか、と愚考している。従って、痺れの部位を予測しながら痛圧刺激する必要がある。しかし、足裏の痺れは1年以上かけてじっくり取り組むことであり、家庭では足湯などでの温熱療法で循環改善を図るべきである。

4 芝山ポイント＝ST-P

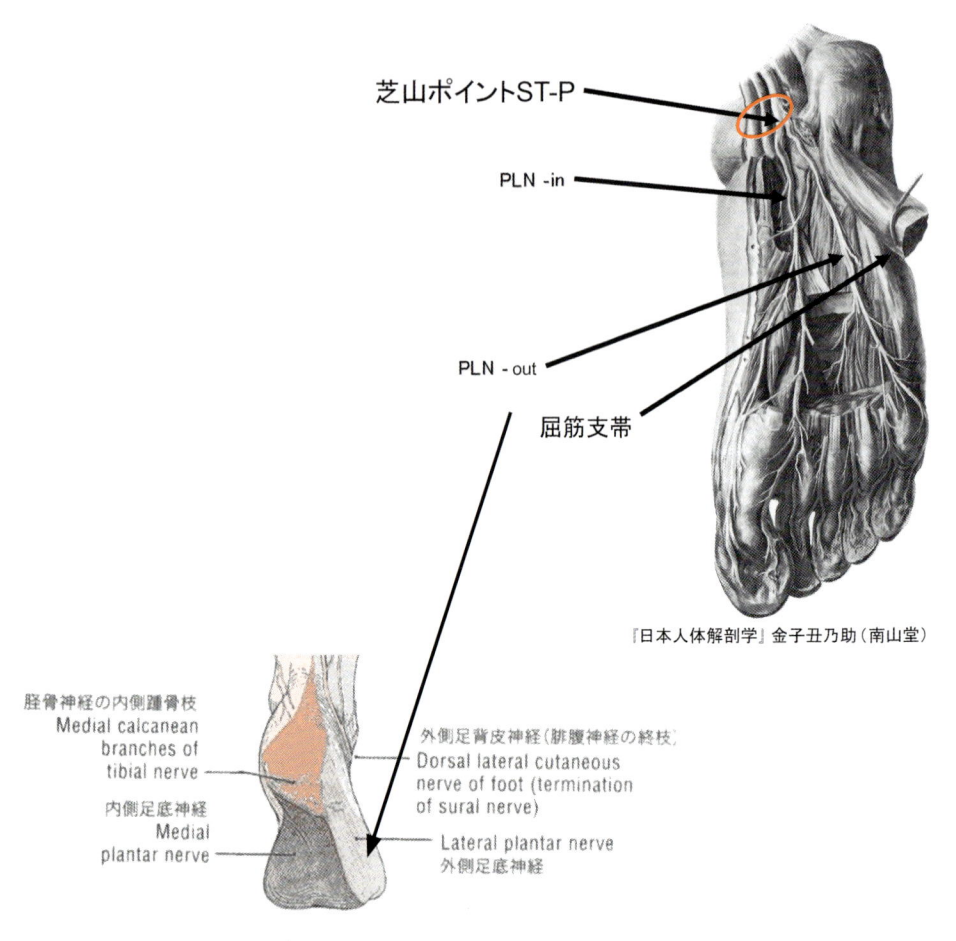

芝山ポイントST-P
PLN -in
PLN - out
屈筋支帯

『日本人体解剖学』金子丑乃助（南山堂）

脛骨神経の内側踵骨枝
Medial calcanean branches of tibial nerve
内側足底神経
Medial plantar nerve

外側足背皮神経（腓腹神経の終枝）
Dorsal lateral cutaneous nerve of foot (termination of sural nerve)
Lateral plantar nerve
外側足底神経

B．後面図　　出典：『グラント解剖学図譜』（医学書院）

■概　説
- ST－point とは鍼灸師の Shibayama Toyokazu（芝山豊和）君が発見したポイントであるのでそのイニシャルをとって命名した。このポイントの発見のお蔭で、長年苦しんだ足裏の痺れが改善する症例に出会うようになった。
- 刺激部位は踵部で足底に移行する手前にあり、水泉の下方で踵と土踏まずの境界近傍にある。足底神経が内側と外側に分岐するその場所である。足底神経全てに何らかの影響が及ぶと考えられる。

5　梨状筋パート＝Pi-P（Piriformis part）の手技と概説

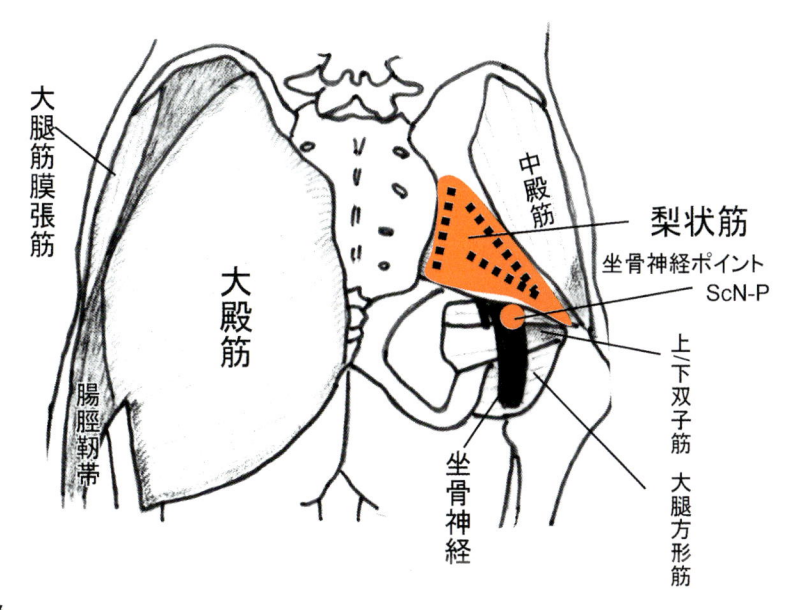

（図：大腿筋膜張筋、大殿筋、腸脛靭帯、中殿筋、梨状筋、坐骨神経ポイント ScN-P、上下双子筋 大腿方形筋、坐骨神経）

■概　説
- 梨状筋症候群を 200 例以上経験した中から生まれた施術パートである。ほとんどの例で施術後の効果を確認できることが多い。
- この疾患は梨状筋の緊張から坐骨神経が梨状筋に絞扼され坐骨神経痛をきたすとされている。しかし、筆者の経験した 200 例以上の症例を分析してみると、梨状筋のみに痛みが限局している例があり、坐骨神経痛は必ずしも必発ではないことが分かった。
- 筆者はこの疾患は梨状筋の「凝り」と捉えており、運動不足による筋肉の循環障害と考えている。この運動不足に加え、梨状筋に負荷のかかる仕事、例えば、屈み仕事（掃除機をかける、草取りをする、炊事を屈んでするなど）や長時間の座り仕事などで悪化する姿勢異常で生じた疾患のように思っている。したがって、運動不足解消のための梨状筋体操を教えており、これを家庭で行うことにより改善が確実になっている。ただし、後遺症としての足などの痺れは 1 年以上の治療においても改善し得ないケースがある。
- 難治性となるので早期に診断できる知識が求められる。

＜施術の実際＞
- 治療方法は梨状筋全般にわたる無血刺絡を加えることによって、改善させることが可能である。上図のように中殿皮神経や梨状筋全般に細かい痛圧刺激を加える（梨状筋内の黒点線）。そうして梨状筋下方に位置する坐骨神経ポイントにも痛圧刺激を加える。
- 坐骨神経の位置であるが、大転子の外側面と坐骨結節の内側面とのほぼ中間に位置し、そのあたりでの圧痛を探ればよい（坐骨神経ポイント＝ ScN − P、赤丸印）。

補足　梨状筋症候群について

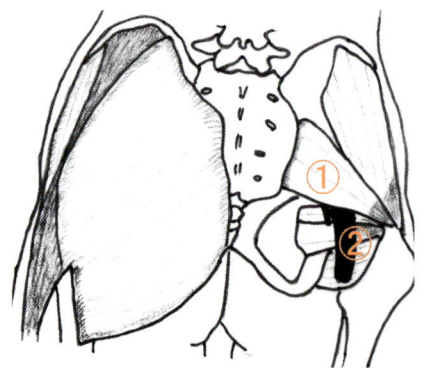

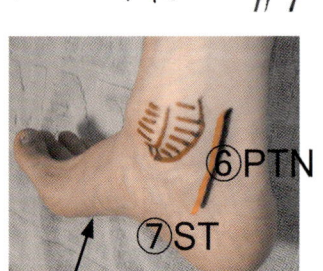

① 梨状筋
② ScN-P
③ CPN
④ SPN
⑤ DPN
⑥ PTN
⑦ ST
⑧ PLN

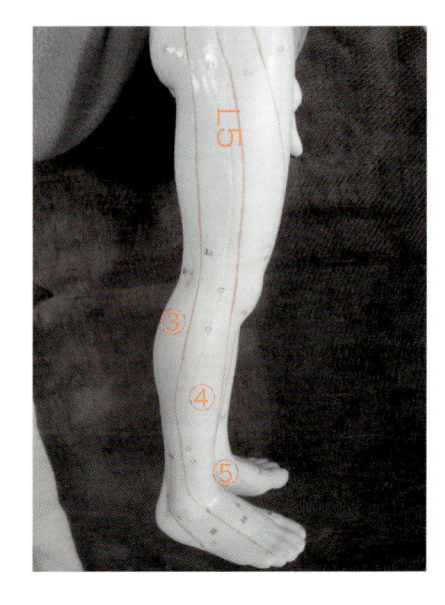

⑥ PTN
⑦ ST
足裏⑧ PLN

● ここがポイント！
施術は図の①、②、③、④、⑤、⑥、⑦、⑧点が主な治療ポイントになる（症状に応じて選択）。

■概　説

- 前項で少し述べたように梨状筋症候群は坐骨神経痛を必ずしも伴うものではない。梨状筋の緊張が強く坐骨神経に影響が及べば、下肢の痛みや痺れが現れてくる。また股関節炎の併発例が少なからずあるので、パトリックテストなどで確かめることも必要である。
- これらのうち、日常生活で最も支障の出るのは屈む動作で、落ちたものを拾う、足の爪を切る、ソファに座ったあと立つ、車の運転席に座る、トイレの便座に座る、という動作などがし難くなってくる。
- 要約すると、日常生活動作全般が影響を受け、楽な動作はあおむけに寝ることと、立っていることと、歩いていることだけとなってくる。
- もちろん、進めばベッドに上がる、寝返る、歩行などが困難となり寝たきりに近い状態となる。
- こういう患者を何名も診てきたが、治療を続け、正しい養生（主として歩行や下肢の内外旋を主とする体操などだが、臀部のストレッチは禁止させる）を続けるとほぼ全員で改善していくものである。
- 改善期間は早くて２カ月、標準で４カ月、長引いて半年。１年以上かかる例は、悪化要因を排除できない人たちである。痛み痺れの強い例のうち、痺れの強い例は難治である。
- 下腿・足の痺れは１年以上かけても治りにくい例もあり、これを念頭において根気よく施術を続けなければならない。

6 顔面神経パート＝FaN-P (Facial Nerve Part)

■概　説

- 初版の本書には、顔面神経麻痺、半側顔面痙攣など顔面神経を直接治療するポイントは設定されていなかった。
- その後、顔面神経走行に痛圧刺激を加えることにより、これら疾患の治療が可能になったので新たに設けたパートである。
- また患者自身が家庭で自己痛圧刺激をすることで、来院せずともよい成果を残せることが判明し治療パートとして補足した。
- 顔面神経の解剖をよく理解し、具体的な痛圧刺激経路をイメージして施術に当たるとよい。

＜顔面神経走行、ネッター解剖学より転載＞

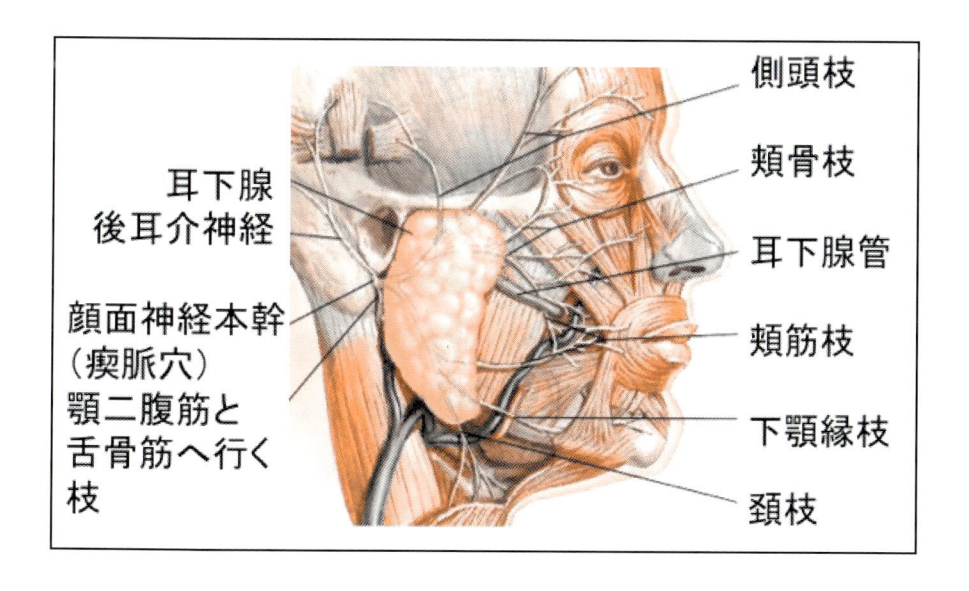

• この神経走行をシェーマとして描くと以下のようになる（『チクチク療法の臨床』p58 より引用）。上図の顔面神経本幹（瘈脈穴）よりスタートし、耳介の耳朶を迂回するように頬骨弓（下図赤線）中央下部に至り、そこを起点に、前頭筋、眼輪筋、鼻翼、口輪筋、顎に向かって図のように放射状に描いているが、この破線上を丁寧に痛圧刺激していけばよい。

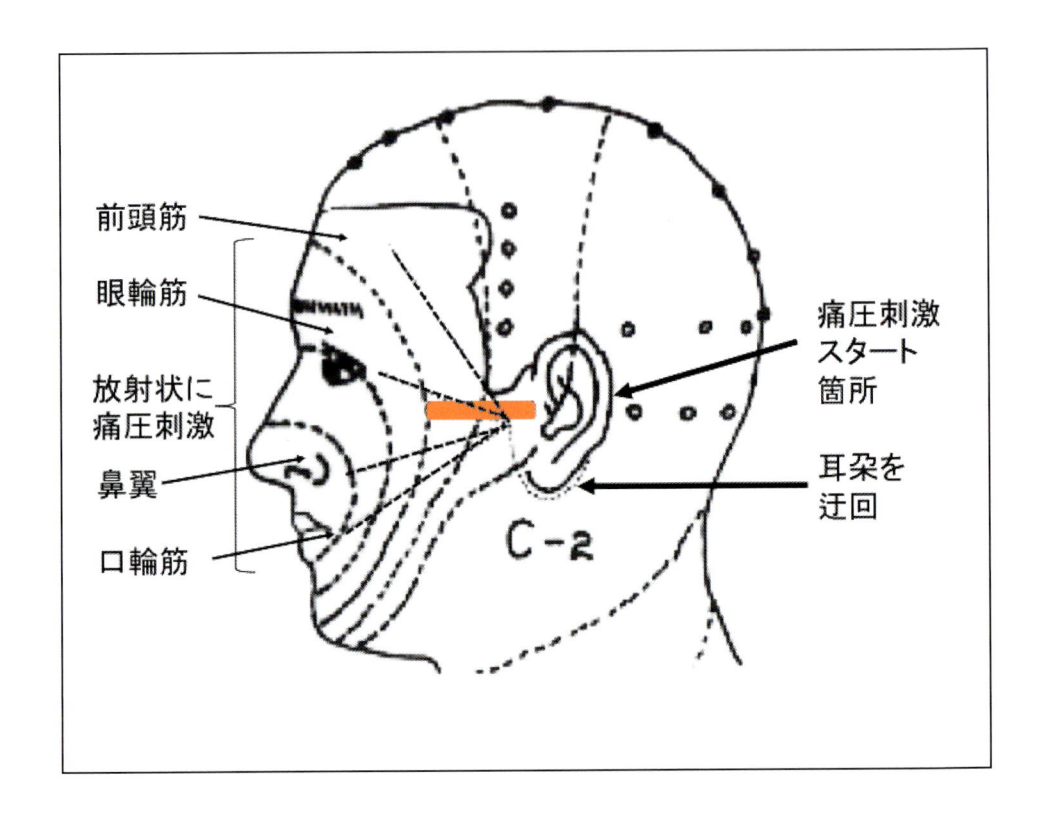

X

症状別治療ポイント例示

1　はじめに

　自著、『無血刺絡療法』（河出書房新社）の「まえがき」の中で私は無血刺絡治療の基本原則は２部からなると書いた。それは「第一部は、痛圧刺激という非常に原始的な手法を採用した」、「第二部は病気の実態を自律神経の乱れと捉え、交感・副交感神経の偏りを「中庸に戻す」ように日常生活の養生を心がけることである」という内容であった。この基本原則をふまえ、後述するような症例別施術部位を参考までに表にしてまとめてみた。

　養生法としてはライフスタイルの改善、食事の正しい摂取の仕方（少食・玄米菜食の勧め、水分摂取の仕方）、冷えの解消のための温熱療法（温熱シャワー療法など）、血流改善のための運動・体操療法（西式体操を中心とする各種体操）、自律神経の調整のための家庭療法（爪揉み、自己無血刺絡や顔揉みなど）、精神的指導（つまり心のケア）などが含まれる。特に、ガン、神経難病、膠原病などの難病患者は、病気そのものによる苦しみのほかに、精神的な絶望状態が免疫力を低下させ circulus vitiosus（悪循環）に陥るというサイクルを繰り返し、その上交感神経を緊張させる薬剤服用がさらに追い討ちをかけ自然治癒力を遅らせるという状況になっている。では鍼や無血刺絡などの役割は何かというと、自然治癒力を復活させるためのきっかけ作りであると思っている。そのようにして、最初の施術で少しでも改善の兆候をつかめば、あとは自然治癒力を信じて施術を続け、同時に、１つでも２つでも減薬に努めなければならない。そうすれば薬に頼らない養生法を身につけ自然治癒力を高めることが可能となるであろう。

2　表の中の記述の読み方

　まず、病名をアイウエオ順に並べた。次いで、年代と性別を記した。その次に治療ポイントとあるのは筆者が実際行っている治療パート、治療ポイントを既に述べた略式名称で記述してある。例えば、百会／脳パートはH／Sであり、腰／仙骨パートはL/SCである。L/SC − ISP は腰／仙骨パート部のゼロポイント刺激を行ったという意味である。Eye/Noとあるのは眼／鼻パートの略であり。PT/ST/PL はそれぞれ後脛骨神経／芝山／足底神経ポイントの略である。K（曲泉）のみとあるのは膝パートの中の曲泉のみを施術したという意味である。LFCN／SCM はそれぞれ外側大腿皮神経／胸鎖乳突筋ポイントの略記である。その治療点、治療パートは全てこの手技書の中に記載されてあるので、その項へ戻って読み返していただきたい。症状結果の欄は、初診時の症状、病態、罹病期間、通院期間、検査値、薬剤の量の変遷、治療の結果、その症例特有の経過の感想、治療の結果及び現在の改善の有無などを交えて書き込んだ。

- 8分割DSP（髄節パート）：百会パートH、脳パートB、首パートN、肩パートS、背パートT、肝胃パートHG、腰パートL、仙骨パートSc
- 三叉神経核性支配内パート：眼パートEye、鼻パートNo、口腔パートO、耳パートEar
- 無血刺絡局所髄節刺激療法：膝パートK、脛骨神経パートTi、足パートF、肩関節パートSh、腕神経叢ポイントBrPl、胸鎖乳突筋ポイントSCM
- 無血刺絡末梢神経刺激療法上肢帯：腋窩神経ポイントAXN、橈骨神経ポイントRN、筋皮神経ポイントMCN、内側前腕皮神経ポイントMABN、橈骨神経手首ポイントRNW、正中神経ポイントMN、尺骨神経ポイントUN
- 無血刺絡末梢神経刺激療法下肢帯：大腿神経ポイントFN、外側大腿皮神経ポイントLFCN、伏在神経ポイントSaN（略してSa）、総腓骨神経ポイントCPN（C）、浅腓骨神経ポイントSPN（SP）、深腓骨神経ポイントDPN（D）、後脛骨神経ポイントPTN（PT）、腓腹神経ポイントSuN（Su）、上殿皮神経ポイントSClN（SCl）、中殿皮神経ポイントMClN（MCl）、胸腰筋膜ポイントTLF、座骨神経ポイントScN
- 棘間パート（ISP）：B-ISP、N-ISP、S-ISP、T-ISP、HG-ISP、L-ISP、Sc-ISP
- 新規パート：のどパートPh、股関節パートHip、足底神経ポイントPL、芝山ポイントST、梨状筋パートPi

3　難病治療の特異性

　この2年あまりの間に受診されたガン患者は80名少しで、パーキンソン病や脊髄小脳変性症などの神経難病患者は5年間で90名前後である。この両者の患者にはある共通点が見出された。それは、薬剤治療並びに現代医学治療に依存している患者の脱落率は高いということであった。

　無血刺絡という治療が代替医療の1つのものであり、種々多様な治療法が存在する中で、これのみで治せるという重要な位置づけにないという表れであろうと考える。あまたある選択肢の中で、無血刺絡のみに全ての全幅の信頼を置けないというのは無理からぬところである。しかし、現代医学や他の代替療法にしても、全て唯物的な方法論だけで疾病に対処しようとして治せるものであろうか？　すなわち、切ったり、投薬したり、何か高価なものを入手して治そうとして治るものであろうか？　そこには、病気のよって来たる原因に眼をつぶり、ただ現れた現象だけを解決しようとして取り繕っている姿勢が垣間見える。

　病気は結果であり必ず原因が潜んでいるはず。まず手をつけるのは先にも述べた養生法である（ライフスタイルの誤りの是正、食習慣の誤りの改善、冷えの問題や精神的ストレスの排除など）。

　当クリニックにおいても、こうした養生法を指導し実践を呼びかけるのであるが、実際問題として、特に難病患者はすぐに結果が出る夢のような療法を求めている。青い鳥はないと

断言していえる。そこには長年の、広義のストレスのつけが今の疾患に結びついたのであるから、すぐに解決できる様な治療法は見つからない、ということを理解しなければならない。したがって、ガンにしてもパーキンソン病にしても、薬物で一時的に改善できたとしても、中身が変わらない以上、再発や進行は免れないし、そうしたことが理解されない限り、治癒という結果はもたらされないだろう。

　ところで、当クリニックで現在17名（平成21年2月末で）の服薬なしのパーキンソン病通院患者がいる事実をどう解釈したらいいのであろうか。また少数ながら、後述するガンの症例の方たちも薬物治療を離れて無血刺絡などの代替療法で頑張っている。

　このように自然治癒力が働けば、症状が停止したり快方に向かったりすることもあり得ると思うのである。肉体の病は、心の病の反映であると思うから、心身一如（色心不二）を肝に銘じ、肉体（からだ）だけを治療しようとするだけではなく、心の治療も同時に行えるような治療家を目指すべきであると考える。それが無血刺絡の精神（心）であると思っている。

4　施術回数

　創案当初は、通院回数については難病も痛み疾患も定まった方向性もなく様子を見ながら行っていた。それでも、多くても週に2回（まれに3〜4回もあったが）までに留めて施術を行ってきた。しかし、経験を重ねるにつれある程度の方向性は見出せてきた。

　現在の方針は、膝や腰の痛み疾患は患者さんの希望に応じて、週に2回でも施術しても差し支えない。もちろん、部位によっては毎日でも行っても可能な疾患もあるが、施術のみに頼るのは自助努力を怠るのでそれは避けるべきであると考えている。養生指導だけでも十分効果の上がる疾患もあるからである。リバウンドの問題もあるが、そもそもリバウンドは好転反応であるので、心配は要らないということをよく説明し、納得して来院してもらうことが肝要である。その時の対処法としては温罨法を勧めている。

　他方、難病患者の場合、施術のみで「治せる」ということはなく、精神的なサポートが主であると前項で述べた。つまり、受診して間もないころは養生法などの指導や励ましなど、心の支えに重点を置くためにも週に1回の来院が必要と考えているが、先にも述べたように施術後の疲労感などの反応を見極めながら判断しなければならない。落ち着いてきたらほとんどの例で、2週に1回の施術で経過を見ているが、遠方の方では月1回の場合もある。この場合、治療者と患者の相互の信頼関係がないと、月1回では不安が生じてくるので、余計に自然治癒力を信じられるような励ましが必要となってくる。そのためには、施術後に生じた微妙な改善ポイントを重視し、それが見られれば必ず自然治癒力で病気は改善に導いていかれるのだ、という意識を患者も治療者も強く持つことが大事である。

5 実際施術症例一覧表

病　名	年代性別	治療ポイント	現病歴、症状、経過など
異常知覚性大腿痛	60代女性	LFCN	2年来の左大腿痛→2カ月半後治ってきた。
ガン（C形肝硬変）術後	60代女性	H/B/HG、N/S/SCM（肩こり）	5年前＆2年前にエタノール注入療法。薬止めたい希望で来院。10種類の薬→3種類に減量。利尿剤2つ止めて腎機能正常化。15カ月目通院中（週1回）。
ガン（前立腺）未治療	60代男性	H/B/Sc（二週に一回通院）	3年前診断。PSA上昇中で来院。食養生、メンタルケアで半年経過後の現在落ち着いている。PSA値7.7→9.2
ガン（肺、小細胞ガン）放射線・抗癌剤治療後	50代女性	H/B、T/HG-ISP、（二週に一回通院）	4年前乳ガン手術。1年前肺癌ステージⅢ。治療後再発、腫瘍マーカー上昇。5カ月経過中。
ガン（肺、腺ガン）抗癌剤による四肢痺れ	60代男性	H/B, N/S/T/HG/L、MN/UN/C/SP/D//PT/ST	診断後8カ月目に来院。抗ガン剤治療後の四肢の痺れ。半年後の現在、月1回の通院中。
ガン（乳）甲状腺腫	50代女性	H/B/N/S/T、Ph/SCM/F（甲状腺腫に対して）	受診1カ月前ガンと診断。受診後、温熱シャワー療法併用。4カ月後、大学病院で心配なしと言われ、5カ月後に無血刺絡治療中断（計9回施術）。甲状腺も縮小。
ガン（乳）腋窩・頚部リンパ節転移	50代女性	H/B/T/HG（二週に一回通院）	9年前乳房温存手術後、抗ガン剤・放射線・ホルモン治療で一旦緩解。五年後リンパ節転移でホルモン治療。3年前皮膚筋炎でステロイド服用。無血刺絡治療9カ月目であるが元気に通院中。
ガン（大腸）肝臓転移	50代女性	H/B/HG/L/Sc→HG/L/Sc-ISP追加	2年前初発。抗ガン剤の副作用で食べれず。代替療法希望で来院。1年1カ月後も体調良く通院中。（2週に1回通院）
関節リウマチ	50代女性	H/B/N/S、N/S-ISP、MN/UN/RNW	プレドニン、リマチル断薬。受診3カ月後手のこわばり無い時あり、その1カ月後関節痛（一）、半年後も改善中。
潰瘍性大腸炎（受診前、血便一日12回前後）	60代男性	H/B/N/S/HG/L/Sc	2年間通院中。プレドニン10mg/ペンタサ6錠が0に。血便受診後ゼロに。CRPの変動（2年間のデータ）1.6→0.5→1.8→0.9→1.1→1.9→2.2→0.9→0.6→0.3（以上正常0.6まで）→0.6（基準値変更正常0.3まで）→0.3
加齢黄斑変性症	50代女性	H/B、Eye/No	受診2カ月後の眼科検診で視力改善、そのその2カ月後には新生血管なく1年後に検査を勧められる。無血刺絡も経過が良いため11カ月目に入り治療中断。
気管支喘息（初発小学校6年・60年来加療中）	70代女性	H/B/N/S/Eye/No、SCM（肩こり）	初診時、他病もあり10種類の服薬と吸入薬使用中。1年後構音障害・振戦治癒、9種類減薬。1年2カ月後全部の薬中止したが、その後中止していた吸入薬・喘息薬を2週間に1回くらい使用している。
筋萎縮性側索硬化症（球麻痺タイプ）	60代男性	Eye/No/H/B、N/S-ISP	11カ月間通院中。現在、嚥下困難、会話不能。四肢悪化なし。肺炎併発入院。退院後も再診。胃ろう造設術受けた。心のサポートが主。現在の治療点は62ポイント。
頚部神経根症（C5）	40代男性	S-ISP（C5-O）	10年来の左肩井痛。最初は首の後屈時、3年前より安静時でも痛み。5カ月間治療して改善。
頚部神経根症（C6・C7）	60代男性	S-ISP（C6-O、C7-O）	7年来の右上肢の重さと、第1、2、3指の痺れ。4カ月後、症状消失。1年以上通院するが再発無し。
頚部神経根症（C8）	80代男性	S-ISP（C8-O）	塗装業。受診2カ月前から右手薬指の痺れ→治療3カ月後ほぼ治癒で治療終了（計15回施術）
頚椎症性脊髄症（早期改善例）	80代男性	S-ISP	半年来、右下腿痺れと左三角筋痛を訴えて来院。ワルテンベルグ反射陽性（錐体路障害疑い）。1カ月後、下腿痺れ無くなり（下肢パートの施術は未実施）同時に両手10指の痺れが4本のみとなる。
頚椎症性脊髄症（長期未改善例）	50代男性	N/S→N/S/L/Sc-ISP	ワルテンベルグ反射陽性。1年2カ月後、5本の左手の痺れは不変。神経内科と共同で経過観察中。仕事柄、首への負担が大きい為難治性。
高血圧	60代男性	H/B/Eye/No	初診時服薬中で、血圧170/100以上。一旦服薬中止の2カ月後180/110で再開。その後増薬・減薬ののち約1年後116/80となり、最低量のまま正常を維持。2週に1回→半年後より月1回通院。16カ月後の現在に至る。

病　名	年代性別	治療ポイント	現病歴、症状、経過など
更年期障害	40代女性	H/B、L/Sc	不眠・のぼせで来院。受診2カ月後に閉経していた生理が再開して以後順調。ホルモン検査でFSH81.9→半年後33.7、E2（エストロゲン）10以下→143.8と改善。
自己免疫性肝炎（既往歴、5年前胃がん手術）	40代女性	H/B/L/Sc→H/B/T、HG/L/Sc-ISP、Pi	梨状筋症候群で受診。シェーグレン症候群と自己免疫性肝炎併発。半年間の肝機能経過はGOT/GPT＝54/99→69/86→91/108→47/81→14/16と正常化。全ての症状が改善。
シェーグレン症候群	60代女性	H/B/N/S、Eye/No/O	7年来プレドニン治療中。初期は40mgで開始、当院受診時5mg→1年半かけてゼロに。2年間治療。リンパ球推移11.1%/1299→3Mo後15.9％/1670→1年後34.2％/2633→2年後33.2%/2590とほぼ治癒している。
じんましん（慢性、長期例）	70代男性	H/B/N/S/T/HG/L/Sc	2,3年来の四肢躯幹のじんましんで病院で治療中も難治性。当院受診後温熱シャワー療法と併用。好酸球推移17.5%→11.2→5カ月目4.6%と正常化し痒みも消失した。冬に入り電気毛布で再発。
脊髄小脳変性症（他、3名治療中）	50代女性	Eye/No/H/B、N/S/L/Sc-ISP	7年前に難病認定。1年半通院中。初期はゼロポイントの治療はしていない。歩行は悪化していない。
脊柱間狭窄症 間欠性跛行伴う	70代男性	L/Sc、L/Sc-ISP、C/SP/D/PT/ST/PL	間欠性跛行200m→7カ月後1km以上。下腿足痺れ→足背のみに。
脊柱間狭窄症 間欠性跛行伴う	70代女性	L/Sc→L/Sc-ISPのみ	2カ月前から間欠性跛行100mと左腰痛と左下腿痺れが生じた。施術2週間後300m、1カ月半過ぎてゆっくりとなら1km歩けた。5カ月目で下腿の痺れ治癒。
脊椎骨粗鬆症（他50例以上加療）	60代女性	N/S、N/S/T/HG/L/Sc-ISP	1年前椎体圧迫骨折、腰痛と肋弓くいこみで来院→7週間後、軽快、元気になれた。
足根管症候群	70代女性	PT/ST/PL、3カ月後L/Sc-ISP併用	3年来の両足趾/足裏の痛みと痺れ。1年以上経った現在、痛みは時々、足趾の痺れは軽快。
統合失調症	40代男性	H/B	不眠症で来院。1カ月後再診。1回施術しただけで表情、意欲改善。7カ月後も改善中。主治医より良くなったと言われている。
糖尿病（服薬無し）	70代男性	H/B	1年間通院。HbA1c：初診時7.0→6.8→6.2→5.6。体重減量4kg（1年間）
糖尿病（服薬無し）	60代男性	H/B	2年2カ月通院。初診時8.6→7.7→7.4→6.4→中略→6.8、減量ゼロ。食制限できれば更なる改善可能。
難聴	70代女性	Ear	右完全聾、左も最近聞き取り難くなってきた。2カ月後、テレビのボリュームを35→30～32で聞くようになった。
ニューロパシー（四肢、アルコール性）	60代男性	SP/D、PT/ST/PL、L/Sc、L/Sc-ISP（10年来の腰痛症）	10年以上の痺れ。8カ月間通院中。治療後、大腿・下腿・足の痺れが良い日がある。以前は悪い日ばかりだった。腰痛も改善中。2週に1回通院中。
ニューロパシー（両足裏、抗ガン剤中毒性）	70代女性	N/S/T/HG/L-ISP、PT/ST/PL	4年半前に診断。抗ガン剤治療後両足裏痺れ→17カ月後現在、忘れている時が多い。
ニューロパシー（両手、薬剤中毒性）	60代女性	MN/UN、H/B	3カ月以上前、高熱の為点滴治療を受け、その後両手5本の痺れ生じ来院。施術開始2カ月後軽快。4カ月目の現在も改善中で、同時に円形脱毛も大きく改善。
ニューロパシー（四肢、ニコチン中毒性）	60代女性	S、S-ISP、C/SP/D/PT/ST、MN/UN/RN/RNW/MABN	禁煙して2カ月後四肢の痺れ。施術開始3カ月過ぎてから痺れなくなり、4カ月後も殆ど痺れ無し。
ニューロパシー（橈骨神経）	50代男性	RN	両上腕橈骨神経溝あたりの我慢出来ない痛みで苦しみ、OPLLと診断され、病院で手術を受けたが改善せずに来院。施術2カ月後完治。同時の上腕骨外顆の痛みも治癒。その後半年間再発なし。
ニューロパシー（伏在神経）	60代女性	Sa	10年来の両側ひざ痛。立つ・踏み出す動作で痛み。SaNラインに圧痛。1カ月後スタスタ歩けるようになる。2カ月後、杖無しで来院駅では普通に歩けるようになった。1年後飛び回れる位元気になる。
痺れ（口唇）（脳梗塞後遺症）	60代女性	H/B、N/S-ISP、Eye/No/O	口の周りの痺れが5カ月目の現在殆ど取れている。
のどの違和感	70代女性	Ph、然谷	10年来の症状。病医院多く受診も改善せず。初診時1回の施術で軽快。2カ月以上たった現在も消失。
パーキンソン病（服薬無し）	60代男性	Eye/No、H/B/N/S/L/Sc、N/S/L/Sc-ISP	4年前に難病認定。4カ月後振戦が1日休止。8カ月後動作軽快中、緊張で悪化。
パーキンソン病服薬例		上記に同じ	多剤服薬例は脱落多い。しかし減薬は可能。

X　症状別治療ポイント例示

病　名	年代性別	治療ポイント	現病歴、症状、経過など
半側顔面痙攣 (この症例入れて計9名施術し全例に有効)	60代女性	Eye/No/O、 H/B/N/S、N/S-ISP	1年半通院中。良い日もあるが緊張で悪化。最初は週1回の通院が今では2週に1回で落ち着いている。 他全例に悪化はなく改善しているが全快は無い。
膝関節炎(両、左＞右)	50代女性	K(曲泉穴)のみ	一昨年よりバドミントンを始めて傷めた。5カ月前より立つ・歩くに支障きたして来院。初回施術で効果あり、帰りにデパート内を歩く。2週間後には著効改善。
変形性股関節症(両) (両股関節手術予定で来院)	50代女性	L/Sc→L/Sc-ISP、 Hip	1カ月後に手術予定していて受診。施術後すぐに歩けてだるさも消失。2週間後の4回目に手術を延期し、その後中止。受診前10m歩くのも自信が無かったが16カ月後の今では1kmは歩く。1年後より月1回の施術中。
扁桃腺炎(慢性)、 他(肩こり・肩甲間部痛・腰痛・腎機能障害)	60代男性	Ph、N/S→ H/B/TLF/SCI/MCI、 N/S/T/HG/L/Sc-ISP	1年10カ月通院中。マイクを使っても声枯れと咳で疲れ→今はマイクなしで話せ、声枯れが無くなった。 H/B施術はリンパ球比率16％の時があったため続行
ベル麻痺 構音障害	50代男性	Eye/No/O	弛緩性麻痺が3カ月続き来院。1カ月後、眼瞼閉眼力ほぼ回復・鼻唇溝出現・口角下垂消失。むしろ、異常連合運動出現(開口で眼が閉じる)し顔の引きつれを治療中。
耳鳴り (難聴)	70代男性	Ear、 H/B/N/S	左耳鳴りは30年間。1年3カ月通院。週に1回休まず通院中。 現在落ち着く日があり辛抱できるまで回復。
梨状筋症候群 間欠性跛行伴う (長期例))	70代男性	L/Sc、 Pi/Ti/C/SP/D/PT/ST/PL	整形外科で脊柱間狭窄症と診断され手術を勧められていた。来院前は歩行10～15分でスムーズに歩けなくなっていた。半年後1km、1年後35分かけて歩く姿勢がよくなり歩幅も増え、足を擦らなくなった上、足裏の痺れが改善中となっている。
緑内障(右)/眼瞼下垂 甲状腺機能低下症	70代女性	Eye/No、 H/B	2年間、眼圧右20→15、眼瞼下垂軽快中 甲状腺薬減量中

参考文献

Keegan,J.J. Dermatome hypalgesia with posterolateral herniation of lower cervical intervertebral disc. J.Neurosurgery 1947;115-139

J. Jay Keegan and Frederic D. Garrett. The segmental distribution of the cutaneous nerves in the limbs of man. The Anatomical Record 1948;102;409-437

金子丑之助：『日本人体解剖学』3巻、1970

Netter:Atlas of Human Anatomy『ネッター解剖学アトラス』原著第3版、2004

Anne M.R. Agur：『グラント解剖学図譜』第4版、2004

J.G. Chusid：Correlative Neuroanatomy & Functional Neurology 16thEdition 1976

E.A. Kahn：Correlative Neurosurgery 2nd Edition 1969

吉矢生人　監訳：『図解局所麻酔ハンドブック』1982

兵頭正義：『ペインクリニックの実際』1971

山本亨、若杉文吉：『図解痛みの治療』1971

山下詢：『臨床経絡経穴図解』第2版、2003

王暁明他：『経穴マップ』2004

渡邊裕：『医家のためのわかりやすい鍼治療』2001

おわりに

　「無血刺絡療法」は本文に記されているように、痛圧刺激による治療であるが、その基本には日常生活の養生がある。

　その治療としてデルマトームと末梢神経刺激の手法を著わしたのが本書である。では基本となる養生法とは何かというと、それは温熱療法であろう。

　筆者は無血刺絡創案時より、温熱刺激は痛圧刺激と共に脊髄の外側脊髄視床路（Lateral spinothalamic tract）を通ることが同様の効果を示す論拠の一つと唱えていた。すなわち痛圧刺激の「イタッ」という感覚と、温熱効果による「アチッ」という感覚は同じと考えていたからである。

　したがって、痛圧刺激の代わりに温熱シャワーを補助療法としてさまざまな疼痛疾患、ガン、難病、さらにはアトピー、湿疹などの皮膚疾患にも勧めている。温熱シャワー療法は、設定温度が入浴温度より約2〜3度高めのシャワーを数秒からときには十数秒間患部に浴びせるものである。通常の入浴でも治療効果はあるものの、即効性は温熱シャワー療法が優れている。

　その他、家庭療法としてヘヤードライヤーを用いた「アチッ」療法も採り入れている。これは1秒以内の瞬時の熱刺激を病変局所に与えるものであるが、多くの患者さんにその効果を実感してもらっている。さらに足湯、入浴、カイロ、それに湯たんぽなどといった通常の温熱療法を併用し、いろいろな角度から自然治癒力を高めるような試みをする必要がある。

　発熱に対する無血刺絡療法の方針はまだ定まっていない。発熱時には無血刺絡治療は慎重にというのが筆者の本音である。現代医療でも発熱があれば保温・安静・水分補給・臥床という治療が行われ、一般的には入浴は控えるよう指導されている。

　しかし、発熱の代表疾患である風邪とインフルエンザでは、発汗すると解熱して軽快するのは日常よく経験するところである。

　その経験から、筆者はたまたま39度近い風邪（咽頭喉頭炎）の発熱時に足湯を試みた（1回30分で数回反復）ところ、わずか1日で解熱したことがあった。このときは電器足湯器で42度くらいの温度で繰り返し足湯を行った。つまり痛圧刺激の代わりに温熱刺激を用いただけのことである。

　この身体を温めて病気を治すという考えは古くより伝承されているが、科学的にもその実態を解明しようとしている試みもある。しかし、その反応は各人各様であろう。

　風邪やインフルエンザの患者が当クリニックに来院しても無血刺絡はしなかったと思う

が、本書にも登場した芝山豊和君がインフルエンザと風邪についての貴重な体験談を報告してくれたことがあった。それによるとインフルエンザに関しては彼自身の2人の子供に治験を行い有効であったという。また風邪についても多くの患者に無血刺絡を行い有効であったことを述べてくれたが、これらも全てにあてはまるわけではないと考えるべきであろう。生体の反応は個々人で違うし条件も均一ではないから、年齢に関わらず慎重に対応すべきである。もし行うにしても患者さんとの信頼関係がなければ行えないであろう。

　未知の治療の分野に対してはまずは自分自身で試し、ついで近親者に対象を広げ自らの治験を蓄えていくしかない。治験の蓄積が無い限り医学の進歩はないからだ。

　世界最古の薬物書『神農本草経』を書いたといわれる神農（炎帝）は日に七十毒に会うくらい自分の身体を使って薬草の効果を試したという。

　経験は知である。

　無血刺絡はまだまだ分からないことが一杯ある。この『無血刺絡手技書』が、読者諸兄の臨床経験を積み重ねるうえでの参考となり、さらに安全でかつ効果的な方法を見出すための礎となればこのうえない幸せである。この書が病める患者さんのために、お役に立てることを期待して止まない。

長田　裕

無血刺絡手技書　解説

和歌山県立医科大学名誉教授
関西医療大学名誉学長
八瀬　善郎

　本書を通読して感じるのは、手技書といっても単なる方法論を解説したものではなく、前二書（『無血刺絡の臨床』と『無血刺絡療法』）の出版後に蓄積された臨床経験を基に、より広い視野から新しい治験も加えて執筆された力作である。

　特に、前二書では未知の分野を切り開くという強い意欲が見られたが、本書では、むしろ一歩下がって足元を固め、地道に発展させようという静かな心構えが感じられる。それが無血刺絡の限界にも触れ、新しい治療点の発見にも繋がっている。

　本書が現代医療の中でどういう意味を持つかはまずわが国医療の背景を考える必要がある。すなわち、現代医学はわが国の近代化とともに明治政府のもとに進められ、明治 10 年、東京大学医学部が発足、明治 16 年に医師免許規則の発令、明治 28 年、漢方存続案が帝国議会で否決され、国の医療は西洋医学のみとなった。この後伝統医学が衰退の道を辿ることになったが、漢方が禁止されたのではなく、西洋医学の医師資格を取れば漢方・鍼灸の診療もできたので、少数ながら強い関心のある医師により、伝統医学は今日まで伝えられてきた。戦後は昭和 22 年、教育制度の改革とともに、医育制度も変わり、米国の教育制度に準じたものになった。鍼灸は、時限立法ながら、主に鍼灸師の治療として、鍼師、灸師の国家資格を得て医業類似行為として施術が認められた。伝統医学にとっては苦難の時期であった。

　一方、この 1 世紀余りの間、近代医学の進歩は著しく、人類に大きな貢献をしたことは紛れもない事実である。しかし、その反面失われたものも大きかった。各専門分野で華々しく打ち上げられた先端医療も、最近数十年の間に消え去ったものも決して少なくはない。特に高齢社会を迎えてからは、疾病構造の変化に、近代医学は十分に対応できず、全人的医療とか統合医療として伝統医学的な考えが見直されてきた。2001 年、医学教育のコア・カリキュラムに「和漢薬を概説できる」という項目が入れられ、わが国すべての大学医学部と医科大学に東洋医学講座または診療科が開設されることになった。

　この状況は科学的医療万能の風潮を見直す意味で歓迎すべき傾向ではあるが、伝統医学を現代医学の補完的代替的医療と捉えている点で問題がある。現代医学が人類に大きな貢献をした事実は率直に認めるとして、一方で、デカルトによる精神と物質に分ける二元論からウイルヒョウの器官病理学を基盤に発展してきた延長線上に現代医学が存在し、生命の捉え方に伝統医学との間に大きな乖離がある。

　生命現象は時間軸に沿って流れるエネルギーで「一回性」「偶然性」がその本質であり、現代医学が基盤とする科学の「客観性」「再現性」とは本来相容れない。生命現象はしたが

って「至道微にあり変幻極まりなし」と黄帝内経に記されているように、同一疾患でも個々人で対応は異なり、同一個人の同じ病名でも、病態は時々刻々変化するので対応は異なることが多い。特に高齢者では、その病像は多様、多彩であり、現代医療の対象として限界を感じている医療者も少なくないであろう。

　もう一つの現代医療が見失ったものは「自然治癒力」である。自然は大いなる復元力を持つ。自然の一部である人間も他の生物と同様に本来自然治癒力を備えている。しかし、現代医療では自然治癒力はあまりにも軽視され、すぐに医薬に頼ろうとする。今の医療制度では、便利に受診できるので、まず自分で治そうとする努力をしない。高齢者には薬を飲まないで自然に治る病気が多いということを体験した人は多かった。しかし、今では医者は自然治癒を許さなくなった。「何もしないで寝ていれば治りますよ」という医者は少ない。不必要な治療だけでなく、有害な治療・検査も多い。病気は自然に治るという経験を持たない人は病気になれば医者にかからなければならないという気持ちになり、さらに治療は一切医者に任さなければならないと思うようになる。

　本書の根底に流れているのは、自然治癒力をできるだけ生かそうという考えで、心身に負担を与えず、医の本来の立場を追及する姿勢に意味がある。そのために本書では心の問題を重視して、無血刺絡治療の幅が次第に広がってきつつあるのは喜ばしい傾向である。

　次に目に付くのは、これまで施術部位は神経走行を主に、（その線上にある経穴も含めて）治療点として施術していたが、本書では、経絡の考え方も取り入れ、例えば少陰腎経の然谷を咽喉頭部の痛み腫脹などの治療に利用したり、督脈上の経穴や経穴間も治療点として両側の神経根性ニューロパシーの治療に効果を見出している。こうした新しい試みは、常に臨床経験の中から生まれてきただけに、極めて意義がある。

　督脈は任脈とともに奇経八脈に含まれているが、一方正系十二系脈に之を加えて十四系とも捉えられている。十四経発揮和語鈔に「督脈の意味は背の中行を流れ行き諸の陽脈の都－綱たれば也。都は総也。綱は綱－総也。網の大づなを綱という。網の小目を総るの物なり……」とあるように、背部中央で陽脈を支配する。都はすべる、総括するという意味であることから、頭部と背部および内部臓器（五臓六腑）をも支配する経脈という意味のようで、古くより脳と腎に関連すると考えられてきた。『和漢三歳図会』にも詳しく記載され骨部の隆起部と陥凹部が区別されている。

　任脈も腹部の経絡で、無血刺絡にとって未知の分野である。新しい価値が将来見出されるかもしれない。

　デルマトームと経脈が交差して未知で神秘な人間の存在に違った側面から光を与えてくれることを期待したい。

　無血刺絡療法が、少しずつ先人の膨大な知恵の宝庫を目指して歩みを進めているようで、まだ玉石混交ながら、次第に磨かれてゆくのを眺めていると楽しい。

　本書は、随時、診療の傍らで、訴えに応じて、ところどころに目を通し、試してみるとよ

い。また、自分の指や周りのペンや爪楊枝など、いろいろ使って、まず自分や家族の頭痛、四肢の痛み、こりなどに応用できる。体の不調をまず自分で工夫することによって、新しい生体の反応が観察される。鋭い洞察が如何に価値あるものか、本書を通じて、深い喜びを見つける第一歩になることを期待している。

文　献

小川鼎三：『医学の歴史』岩波新書、昭和39年
竹之内診佐夫・濱添圀弘：『鍼灸医学　―経絡経穴の近代的研究―』南山堂、1977
寺島良安編：『和漢三才図会』東京美術、昭和50年（第3刷）
「督音篤　正也中也行背之中行故曰督脈。張介賓曰凡取督脈諸穴当於骨節突処取之。但験於魚骨為可知也。若取於節下必不見放。今按魚骨隆処切易而魚與人不同矣。見枯骸背骨其陥処即継界也。上椎骨納容於下椎骨鑿恰似杉菜草節而然為枢機。屈伸任俯仰然則張氏説非也。滑低仁以節下際為穴処者是也」
アレキシス・カレル（渡部昇一訳）：『人間、この未知なるもの』三笠書房、1980
山田光胤・代田文彦：『図説東洋医学』学習研究社、昭和55年
長濱善夫：『東洋医学概説』創元社、1961
ノーマン・カズンズ（松田銑訳）：『死の渕からの生還　現代医療の見失っているもの』講談社、1981
M.K. ガンジー（丸山博、岡芙三子訳）：『ガンジーの健康論』編集工房ノア、1982
丸山敏秋：『黄帝内経と中国古代医学』東京美術、平成4年

索 引

※数字は頁を表す

A〜Z

AXN-P　95
BrPI-P　93
C1　4
C1-0/C1ゼロ　18, 41, 43
C2　4, 5, 77, 94
C2-0/C2ゼロ　18, 41, 43, 58
C3　5, 24, 41, 94
C3-0/C3ゼロ　41, 42, 57
C4　5, 24, 41, 94
C4-0/C4ゼロ　41, 57
C5　5, 6, 7, 9, 15, 41
C5-0/C5ゼロ　41, 43, 56
C6　8, 9, 15, 41
C6-0/C6ゼロ　8, 31, 41, 56
C7　8, 9, 15, 41
C7-0/C7ゼロ　8, 31, 41, 55
C7棘突起　43, 55
C8　8, 9, 15, 24, 43
C8-0/C8ゼロ　21, 24, 31, 41, 43, 44, 55
circulus vitiosus　129
Claw hand　102
CPN-P　108
DPN-P　110
drop foot　88, 108
DSP　15
Ear-P　83
Eye-P　78, 80
F-P　89
FN-P　105
Guyon管　102
HG-ISP　47
HG-P　47
Hip-P　120
ISP　18, 19
ISP刺激　19
ISP治療点　19
K-P　87
L1　10, 12, 15, 47
L1-0/L1ゼロ　47, 62
L2　10, 12, 15, 49
L2-0/L2ゼロ　21, 49, 62
L3　10, 15, 49
L3-0/L3ゼロ　49, 66

L4　10, 11, 15, 23, 49
L4-0/L4ゼロ　49, 66
L5　10, 11, 12, 15, 51
L5-0/L5ゼロ　51, 67
L5神経根障害　10
LFCN-P　106
L-ISP　49
MABN-P　97
MClN-P　114
MCL捻挫　19
MCN-P　99
meralgia paresthetica　106
MN-P　101
N-ISP　41
NAJOM　20
No-P　78, 81, 82
O-P　78, 81, 82
Ph-P　119
Pi-P　123
PLN-P　111, 121
PTN-P　111
RN-P　96
RNW-P　100
S1　10, 11, 12, 15, 23, 51
S1-0/S1ゼロ　51, 68
S1神経根障害　10
S2　10, 11, 12, 15, 51
S2-0/S2ゼロ　51, 67
S2以下のデルマトーム　12
S3　12, 15, 51
S3-0/S3ゼロ　51, 68
S4　12, 15, 51
S4-0/S4ゼロ　51, 69
S5　12, 51
SaN-P　107
Sc-ISP　50
SClN-P　113
SCM-P　94
ScN-P　123
S-ISP　43, 130
SPN-P　109
ST-P　89, 111, 122
SuN-P　112
T1　8, 9, 15, 43

T1-0/T1 ゼロ　43, 59
T2　9, 15, 43
T2-0/T2 ゼロ　43, 59
T3　45
T3-0/T3 ゼロ　45, 58, 59
T4　23, 45
T4-0/T4 ゼロ　27, 45, 61
T5　45
T5-0/T5 ゼロ　45, 60
T6　45
T6-0/T6 ゼロ　45, 61
T7　45
T7-0/T7 ゼロ　45, 60
T8　47
T8-0/T8 ゼロ　47, 63
T9　47
T9-0/T9 ゼロ　47, 64
T10　47
T10-0/T10 ゼロ　47, 63
T11　47
T11-0/T11 ゼロ　47, 64
T12　47
T12-0/T12 ゼロ　47, 65
T-ISP　45
Ti-P　88
TLF-P　115
T-P　45
UN-P　102

あ
悪循環　129
足パート　89
アトピー　19, 32
痙門（あもん）　41, 58
アルコール性　111, 121

い
噫譆（いき）　46
異常知覚性大腿痛　106, 132
胃倉（いそう）　48
委中（いちゅう）　88
イニオン　35
胃俞（いゆ）　48
委陽（いよう）　88
咽喉頭　119
咽喉頭炎　119
咽喉頭病変　89
陰谷（いんこく）　88
陰部大腿神経　105
陰包（いんぽう）　87, 107

陰陵泉（いんりょうせん）　87, 107

う
うつ病　32
雲門（うんもん）　90, 93

え
翳風（えいふう）　83
腋窩神経障害　90
腋窩神経ポイント　95

お
押圧痕　31
オスグッド病　19
温熱療法　121, 129

か
外後頭隆起　35
外傷性　111
咳嗽　119
外側関節裂隙　87, 108
外側大腿皮神経　10
外側大腿皮神経ポイント　106
外側腓腹皮神経　112
外側前腕皮神経　99
潰瘍性大腸炎　32, 132
下極俞（かきょくゆ）　50
膈関（かくかん）　46
角孫（かくそん）　35, 38
膈俞（かくゆ）　46
下垂足　108
下腿痙攣　88
下腿後部筋肉痛　88
下腿浮腫　88
肩関節パート　90
肩関節周囲炎　90, 94, 95
肩こり　6, 24, 43, 94
肩パート　15, 23, 43, 44
下椎（かつい）　52
家庭療法　129
花粉症　81
禾髎（かりょう）　81
加齢黄斑変性症　132
ガン　40, 129, 130, 131
ガン（C 形肝硬変）　132
ガン（前立腺）　132
ガン（大腸）　132
ガン（乳）　132
ガン（肺）　132
肝胃パート　15, 47

頷厭（がんえん）　35, 38
間欠性跛行　134
眼瞼下垂　134
関元兪（かんげんゆ）　52
完骨（かんこつ）　35, 38
関節炎　19
関節リウマチ　19, 32, 40, 90, 132
環跳（かんちょう）　120
顔面デルマトーム　77
肝兪（かんゆ）　48

き

キーガンデルマトーム図　3, 9
気海兪（きかいゆ）　49, 50, 115
気管支喘息　32, 119, 132
気管支病変　45
気戸（きこ）　90, 93
気舎（きしゃ）　119
鳩杞（きゅうき）　52
胸郭出口症候群　90, 93
胸鎖乳突筋ポイント　94
頬車（きょうしゃ）　81
狭心症　23, 45
魚腰（ぎょよう）　79
胸腰筋膜ポイント　115
曲垣（きょくえん）　23, 24, 25, 27, 43, 44
曲泉（きょくせん）　87, 107, 129
玉枕（ぎょくちん）　35, 38
居髎（きょりょう）　106
筋萎縮性側索硬化症　39, 132
筋縮（きんしゅく）　48
筋皮神経　100
筋皮神経ポイント　99

く

首凝り　94
首パート　15, 41, 42, 130

け

頸横神経　94, 119
経渠（けいきょ）　100
迎香（げいこう）　81
脛骨神経　88, 112
脛骨神経パート　88
脛骨大腿関節　108
頸椎症性脊髄症（頸髄症）　20, 43, 132
頸部神経根症　8, 20, 43, 90, 132
瘈脈（けいみゃく）　83
厥陰兪（けついんゆ）　27, 45, 46
結節間溝　90, 95

缺盆（けつぼん）　90, 93
下髎（げりょう）　23, 51, 52
肩外兪（けんがいゆ）　23, 24, 25, 27, 43
肩髃（けんぐう）　90
肩甲下角線　45, 47, 60, 61, 63, 64
肩甲骨肋骨症候群　45
肩甲棘線　45, 58, 60, 61
肩甲上神経　46, 95
肩甲背神経　45
懸枢（けんすう）　48
肩井（けんせい）　6, 23, 24, 25, 27, 43
肩中兪（けんちゅうゆ）　24, 43
肩貞（けんてい）　90, 95
懸釐（けんり）　35, 38
肩髎（けんりょう）　90
顴髎（けんりょう）　81
懸顱（けんろ）　35, 38

こ

高位診断　3, 8, 10, 24, 43
高位レベル　19, 23
構音障害　81, 134
項窩　41, 58
交感神経　129
交感神経の害　19, 47, 121
口腔疾患　81
口腔パート　78, 81, 82
後脛骨神経ポイント　111
後脛骨動脈　111
高血圧　81, 132
膠原病　19, 32, 40, 129
膏肓（こうこう）　45, 46
合谷（ごうこく）　100
甲状腺機能低下症　134
甲状腺疾患　119
好転反応　131
後頭神経痛　19, 41, 94
更年期障害　133
肛門　51
絞扼神経炎　101
絞扼神経障害　106
絞扼性　111, 121
合陽（ごうよう）　88
股関節　120
股関節炎　124
股関節疾患　19, 50
股関節パート　50, 120
巨骨（ここつ）　90
腰陽関（こしのようかん）　50
腰パート　15, 49, 50, 51

五十肩　8, 45, 90
後仙骨孔　51, 68, 69
骨折　19
小指　24
巨髎（こりょう）　79
魂門（こんもん）　48
崑崙（こんろん）　89, 112

さ
鎖骨上神経　94, 119
坐骨神経　51, 105
坐骨神経痛　11, 51, 124
坐骨神経ポイント　123
嗄声（させい）　119
三角筋　95
三角靱帯　19
三叉神経核　15, 77
三叉神経核性支配　4
三叉神経核性分布　77
三叉神経顔面枝　35
三叉神経痛　81
三焦兪（さんしょうゆ）　48
攅竹（さんちく）　79

し
シェーグレン症候群　133
耳介側頭神経　35
棘間　18
棘間パート　18, 20, 41
棘間ポイント　18
色心不二　131
軸椎　41, 58
刺激量　39
自己免疫性肝炎　133
志室（ししつ）　50
自然治癒力　129, 131
糸竹空（しちくくう）　79
膝関（しつかん）　87, 107
膝関節炎　10, 87, 107, 134
膝関節症　10, 87, 88, 107
四白（しはく）　79
芝山豊和　19, 20, 122
芝山ポイント　89, 122
痺れ　89, 111, 123, 124
耳門（じもん）　83
尺沢（しゃくたく）　99
尺骨神経管　102
尺骨神経溝　102
尺骨神経手背枝　102
尺骨神経掌枝　102

尺骨神経ポイント　102
ジャンパー膝　19
十七椎下（じゅうしちついか）　52
臑会（じゅえ）　90
手根管症候群　101
臑兪（じゅゆ）　90, 95
至陽（しよう）　46
照海（しょうかい）　89
小海（しょうかい）　102
承泣（しょうきゅう）　79
承筋（しょうきん）　88
小後頭神経　35, 38, 94
上後腸骨棘　51, 114
上後腸骨棘下線　67, 68
承山（しょうざん）　88
承漿（しょうしょう）　81
上前腸骨棘　106, 120
小腸兪（しょうちょうゆ）　52
上殿皮神経　50, 113
上殿皮神経ポイント　113
静脈瘤　88
衝門（しょうもん）　105
上髎（じょうりょう）　23, 51, 52
消濼（しょうれき）　96, 100
上腕筋　99
上腕骨外顆炎　96, 99
上腕骨内顆炎　97
上腕三頭筋　96
上腕二頭筋　99
上腕二頭筋腱　95, 99
食習慣　130
自律神経の乱れ　129
次髎（じりょう）　51, 52, 67, 114
人迎（じんげい）　119
神経症　32
神経難病　40, 81, 129, 130
心身一如　131
身柱（しんちゅう）　46
神道（しんどう）　46
深腓骨神経　108, 109, 110
深腓骨神経ポイント　110
じんましん　133
心兪（しんゆ）　46
腎兪（じんゆ）　50

す
水溝（すいこう）　81
髄節パート　15
水泉（すいせん）　89
水突（すいとつ）　119

せ

精神的指導　129
精神的ストレス　130
正中神経ポイント　101
睛明（せいめい）　79
脊髄小脳変性症　130, 133
脊髄神経　32
脊髄神経後枝　26, 115
脊髄神経後枝内側枝　22
脊髄神経後枝内側枝の終末　20
脊髄神経疾患　19
脊中（せきちゅう）　48
脊柱間狭窄症　19, 51, 108, 111, 113, 133, 134
脊柱起立筋（仙棘筋）　115
脊椎骨粗鬆症　19, 20, 133
脊椎ヘルニヤ　19
舌下神経　119
舌咽神経　119
接骨（せっこつ）　48
背パート　15, 45
ゼロポイント　18, 19, 20, 21, 22, 26, 47, 48, 49, 51, 55, 58, 60, 62, 66, 67, 72, 115
前距腓靱帯　19
前脛骨筋腱外側縁　110
仙骨神経後枝　51, 114
仙骨パート　15, 51
浅腓骨神経　108, 109
浅腓骨神経ポイント　109

そ

総腓骨神経　10, 88, 108, 112, 121
総腓骨神経ニューロパシー　87, 88
総腓骨神経ポイント　108
足底神経　122
足底神経ポイント　89, 111, 121, 129
鼠径靱帯　105, 106
率谷（そっこく）　35
足根管症候群　89, 121, 133
素髎（そりょう）　81

た

太淵（たいえん）　100
太谿（たいけい）　89, 111
大迎（だいげい）　81
大後頭神経　35, 38
大耳介神経　94, 119
第12肋骨下線　47, 49, 62, 66, 115
大杼（だいじょ）　43, 44
大鐘（だいしょう）　89
大腿神経　10, 105
大腿神経ポイント　105
大腿動脈　105
大腿二頭筋腱　108
大腸兪（だいちょうゆ）　23, 50
大椎（だいつい）　21, 41, 43, 55
大陵（だいりょう）　101
兌端（だたん）　81
打撲　19
胆兪（たんゆ）　48

ち

蓄膿症　81
地倉（ちそう）　81
秩辺（ちっぺん）　52
肘窩（ちゅうか）　99
中枢（ちゅうすう）　48
中殿筋　113
中殿皮神経　114, 123
中殿皮神経ポイント　114
中毒性　89, 111, 121
中府（ちゅうふ）　90
肘部管症候群　102
中庸（ちゅうよう）　129
中髎（ちゅうりょう）　51, 52, 68
中膂兪（ちゅうりょゆ）　52
聴会（ちょうえ）　83
聴宮（ちょうきゅう）　83
腸骨稜　49, 113
長母趾伸筋腱　109, 110

つ

椎間板ヘルニヤ　10, 11
痛圧刺激　31, 129

て

テニス肘　19, 96
デルマトーム　3, 4, 5, 6, 7, 8, 9, 10, 11, 12, 15
デルマトーム人形　3, 19
デルマトーム理論　27
天衝（てんしょう）　35
天宗（てんそう）　25, 44, 45, 46, 90, 95
天柱（てんちゅう）　35, 38
天突（てんとつ）　119
天牖（てんゆう／てんよう）　35, 38
天容（てんよう）　119
天髎（てんりょう）　8, 23, 24, 25, 27, 43

と

頭維　35, 38
統合失調症　133

橈骨神経　96, 99
橈骨神経溝　96
橈骨神経浅枝　99, 100
橈骨神経手首ポイント　100
橈骨神経ポイント　96
橈骨動脈　100, 101
瞳子髎（どうしりょう）　79
糖尿病　121, 133
糖尿病性　89, 111, 121
刺抜きセッシ　31
督兪（とくゆ）　46

な
内関（ないかん）　101
内膝眼（ないしつがん）　107
内側関節裂隙　87
内側前腕皮神経ポイント　97
内側大腿筋間中隔　107
内側腓腹皮神経　112
長田式器具　31
難聴　83, 133
難病治療　32

に
乳ガン　23, 45
ニューロパシー　10, 88, 107, 121
ニューロパシー（アルコール性）　133
ニューロパシー（抗ガン剤中毒性）　133
ニューロパシー（橈骨神経）　133
ニューロパシー（ニコチン中毒性）　133
ニューロパシー（伏在神経）　133
ニューロパシー（薬剤中毒性）　133
尿毒症　121
尿毒症性　89, 111, 121
認知症　32

ね
然谷（ねんこく）　89
捻挫　19

の
脳幹部疾患　81
脳空（のうくう）　35
脳戸（のうこ）　35, 38
脳梗塞後遺症　90, 133
脳神経　32
脳内ホルモン　32
脳パート　15, 18, 32, 128
のどの違和感　133
のどパート　119

は
パーキンソン病　32, 81, 130, 131, 133
パーキンソン病関連疾患　81
肺ガン　45, 132
肺兪（はいゆ）　46
歯が浮く　94
励まし　131
8分割DSP　15, 130
白環兪（はっかんゆ）　52
魄戸（はっこ）　45, 46
発声困難　119
八椎下（はっついか）　47, 48
パトリックテスト　120, 124
鼻パート　78, 81, 82
半側顔面痙攣　81, 134

ひ
冷え　130
髀関（ひかん）　120
膝パート　87, 129
臂臑（ひじゅ）　90
鼻穿（びせん）　81
腓腹神経　89, 111, 112
腓腹神経ポイント　112
鼻閉　82
百会　4, 77
百会・脳パート　47
百会パート　15, 32, 130
脾兪（ひゆ）　48

ふ
風池（ふうち）　35, 38
風府（ふうふ）　41
風門（ふうもん）　43
副交感神経　32
副交感神経支配　51
副交感反応　50
伏在神経　10, 107
伏在神経ニューロパシー　87, 107
伏在神経ポイント　107
副神経　119
副神経外枝　94
福田－安保理論　47
浮郄（ふげき）　88
浮腫（ふしゅ）　90
浮白（ふはく）　35
附分（ふぶん）　25
不眠症　32
吻合（ふんごう）　99

へ
閉鎖神経　105
秉風（へいふう）　90, 95
ベル麻痺　81, 134
変形性股関節症　134
変形性膝関節症　87
扁桃腺炎　134

ほ
胞肓（ほうこう）　52, 114
膀胱兪（ぼうこうゆ）　52, 114
北米東洋医学誌　20

ま
末梢神経刺激療法　93
末梢性顔面神経疾患　81

み
耳鳴り　83, 134
耳パート　83

め
迷走神経　47
命門（めいもん）　21, 50
眼パート　78, 79, 80
めまい　83

や
野球肘　19
ヤコビー線　49, 51, 66, 67, 68, 115
八瀬善郎　39

よ
腰眼（ようがん）　23, 50
腰奇（ようき）　52
陽谿（ようけい）　100
陽綱（ようこう）　48
養生法　129, 130, 131
腰椎ヘルニヤ　50, 111
腰痛　50, 113
腰痛症　113, 114, 115
陽白（ようはく）　79
腰部神経根症　10, 20
腰部脊柱間狭窄症　20
腰兪（ようゆ）　52
陽陵泉（ようりょうせん）　108

ら
ライフスタイル　129, 130
ライン0.5　25, 51, 73

ライン1　23, 25, 26, 45, 71, 73
ライン2　23, 25, 26, 45, 70, 71, 73
ライン名称　23, 25, 26, 45, 73

り
梨状筋　123
梨状筋症候群　11, 89, 111, 121, 123, 124, 134
梨状筋パート　123
リバウンド　131
緑内障　79, 134

れ
霊台（れいだい）　46
列缺（れっけつ）　100
廉泉（れんせん）　119

ろ
肋間神経痛　23, 45

わ
和髎（わりょう）　83
腕神経叢ポイント　93
腕橈骨筋　99, 100

<著者紹介>

長田　裕　（ながた ひろし）

昭和 23 年 7 月兵庫県生まれ。
昭和 49 年、和歌山県立医科大学を卒業。
同年、同医大脳神経外科研修医。
昭和 51 年、和歌山赤十字病院（現日本赤十字社和歌山医療センター）脳神経外科勤務。
昭和 52 年、神戸市立中央市民病院脳神経外科勤務。
昭和 55 年、神戸市、吉田病院脳神経外科勤務。
昭和 57 年 10 月、和歌山県立医科大学紀北分院内科助手。
昭和 59 年 7 月、橋本市、山本内科病院勤務。
昭和 63 年 9 月、和歌山県伊都郡かつらぎ町で長田医院開業。
平成 18 年 8 月、和歌山市でナガタクリニック開院。

資格

昭和 55 年、日本脳神経外科学会専門医（第 1194 号）。
平成 10 年、日本臨床内科医会認定医（第 9730035 号）。

所属学会

日本自律神経免疫治療研究会、日本臨床内科医会、日本脳神経外科学会、全日本鍼灸学会、
日本東洋医学会

無血刺絡手技書
痛圧刺激によるデルマトームと経絡の統合治療

2009 年 6 月 20 日　初版発行	著　者　長　田　裕　©2009 H.Nagata
2016 年 2 月 5 日　第 2 版第 1 刷発行	発行者　高　橋　考
	発　行　三　和　書　籍

〒112-0013　東京都文京区音羽 2-2-2
電話 03-5395-4630　FAX 03-5395-4632
郵便振替 00180-3-38459
info@sanwa-co.com
http://www.sanwa-co.com/

印刷／製本　中央精版印刷株式会社

乱丁、落丁本はお取替えいたします。定価はカバーに表示しています。　　ISBN978-4-86251-061-7 C3047　Printed in Japan
本書の一部または全部を無断で複写、複製転載することを禁じます。

本書の電子版（PDF形式）はBook Pubの下記URLにてお買い求めいただけます。
http://bookpub.jp/books/bp/427

三和書籍の好評図書

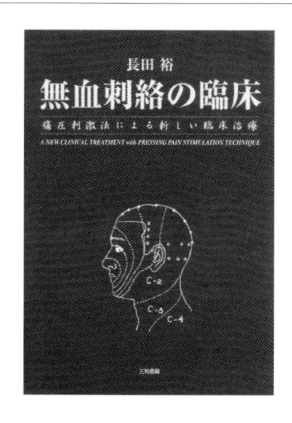

無血刺絡の臨床
＜痛圧刺激法による新しい臨床治療＞

長田　裕著
B5判／並製／307頁／本体9,000円+税

本書は「白血球の自律神経支配の法則」を生み出した福田・安保理論から生まれた新しい治療法である「無血刺絡」の治療法を解説している。薬を使わず、鍼のかわりに刺抜きセッシを用いて皮膚を刺激する。鍼治療の本治法を基に、東洋医学の経絡経穴と西洋医学のデルマトームとを結びつけ融合させた髄節刺激理論による新治療体系。

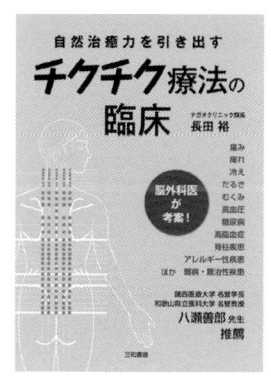

チクチク療法の臨床

長田　裕著
A5判／並製／264頁／本体3,000円+税

チクチク療法（＝無血刺絡療法）誕生から10年。絶版となった『無血刺絡療法』から7年半の間に蓄積された新疾患を含む膨大な治療症例と臨床データを加えた最高の書。前巻『自分でできるチクチク療法』をお読みになって興味を持たれた方が、さらに理解を深める本としても最適。

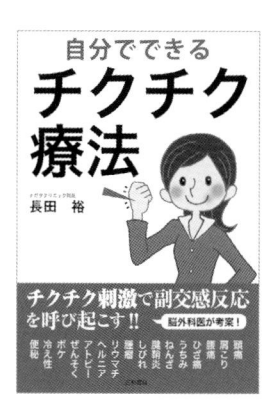

自分でできるチクチク療法

長田　裕著
四六判／並製／232頁／本体1,300円+税

本書で紹介したチクチク療法を専門知識のない人でも身近な道具で簡単にできるようにイラストを豊富に用いて説明。温熱療法、運動療法、顔もみ・指根っこ回し、食養生も紹介した。

本書を読まずして安保理論は語れない！

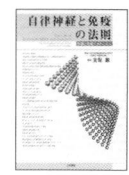

自律神経と免疫の法則
――体調と免疫のメカニズム

新潟大学教授　安保　徹著
B5／並製／250ページ／本体6,500円+税

好評発売中

Contents
1.気圧と疾患（虫垂炎）／2.白血球膜上に発現する自律神経レセプターと白血球の生体リズム／3.感染による白血球の変化、そして体調／4.神経、内分泌、免疫系の連携の本体／5.新生児に生理的に出現する顆粒球増多と黄疸の真の意味／6.胃潰瘍発症のメカニズム／7.妊娠免疫の本体／8.ストレス反応の男女差そして寿命／9.アレルギー疾患になぜかかる／10.痛誘発の体調と免疫状態／11.東洋医学との関連／12.骨形成と免疫の深い関係／13.免疫システムと女性ホルモン／14.自己免疫疾患の発症メカニズム／15.担癌患者とNK細胞／16.ストレス、胸腺萎縮、回復時の自己反応性T細胞の産生／17.副腎の働き／18.ステロイドホルモン剤の副作用の新しい事実／19.リンパ球はなぜ副交感神経支配を受けたか／20.傷負け体質のメカニズム／21.臓器再生、免疫、自律神経の同調／22.尿中カテコールアミン値と顆粒球そして血小板／23.老人の免疫力／24.内分泌攪乱物質の免疫系への影響／25.妊娠前の免疫状態と不妊／26.免疫系の年内リズム／27.アトピー性皮膚炎患者のためのステロイド離脱／28.腰痛、関節痛、そして慢性関節リウマチの治療／29.再び、胃潰瘍、アトピー性皮膚炎、慢性関節リウマチについて／30.膠原病、自己免疫病に対するステロイド治療の検証

三和書籍の好評図書

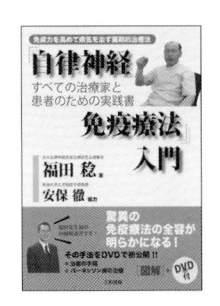

免疫力を高めて病気を治す画期的治療法
「自律神経免疫療法」入門
──すべての治療家と患者のための実践書──

福田稔／著　安保徹／協力　A5判　253頁　DVD付　3,000円+税

驚異の「自律神経免疫療法」の全容を明らかにした入門書。
治療の手順、パーキンソン病の治療の様子を附属DVDで初公開した。

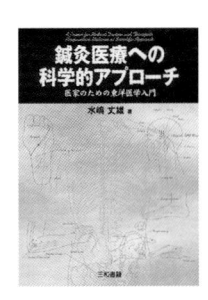

鍼灸医療への科学的アプローチ
<医家のための東洋医学入門>

水嶋丈雄著　B5判　上製本　120頁　3,800円+税

本書は、これまで明らかにされてこなかった鍼灸治療の科学的な治療根拠を自律神経にもとめ、鍼灸の基礎的な理論や著者の豊富な臨床経験にもとづいた実際の治療方法を詳述している。現代医療と伝統医療、両者の融合によって開かれた新たな可能性を探る意欲作!

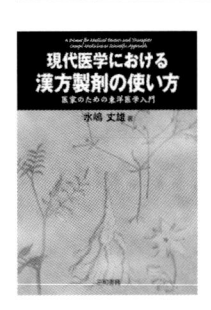

現代医学における漢方製剤の使い方
<医家のための東洋医学入門>

水嶋丈雄著
B5判　上製本　164頁　3,800円+税

現代医学では治療がうまくいかない病態について、漢方製剤を使おうと漢方医学を志す医師が増えてきている。本書はそのような医家のために、科学的な考え方によって漢方製剤の使用法をまとめたものである。漢方理論を学ぶ際には、是非とも手元に置いていただきたい必読書である。

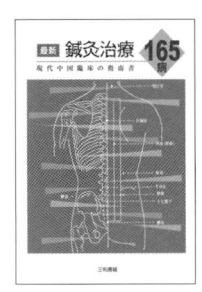

最新鍼灸治療165病　──現代中国臨床の指南書──
張仁　編著　淺野　周訳
A5判　並製本　602頁　6,200円+税

腎症候性出血熱、ライム病、トゥレット症候群など近年になって治療が試みられてきた病気への鍼灸方法を紹介。心臓・脳血管、ウイルス性、免疫性、遺伝性、老人性など西洋医学では有効な治療法がない各種疾患、また美容性疾患にも言及。鍼灸実務に携わる方、研究者の必携書!

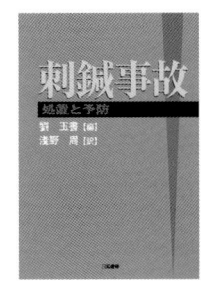

刺鍼事故<処置と予防>
劉玉書[編]、淺野周[訳]
A5判　並製　406頁　3,400円+税

誤刺のさまざまな事例をあげながら、事故の予防や誤刺を起こしてしまったときの処置の仕方を図入りで詳しく説明。鍼灸医療関係者の必読本!「事故を起こすと必ず後悔します。そして、どうしたら事故を起こさなくて効果を挙げられるか研究します。事故を起こさないことを願って、この本を翻訳しました」

（訳者あとがきより一部抜粋）